心脏骤停标准数据集

胡　炜　陈德昌　刁孟元　张　晟　主编

U0221501

ZHEJIANG UNIVERSITY PRESS
浙江大学出版社
·杭州·

图书在版编目（CIP）数据

心脏骤停标准数据集 / 胡炜等主编 . -- 杭州：浙
江大学出版社，2024. 10.

　ISBN 978-7-308-25403-8

　Ⅰ . R541-65

中国国家版本馆 CIP 数据核字第 2024D7R249 号

心脏骤停标准数据集

胡　炜　陈德昌　刁孟元　张　晟　主编

策划编辑	张　鸽（zgzup@zju.edu.cn）
责任编辑	张　鸽
责任校对	季　峥
封面设计	续设计—黄晓意
出版发行	浙江大学出版社
	（杭州市天目山路 148 号　邮政编码 310007）
	（网址：http://www.zjupress.com）
排　　版	杭州晨特广告有限公司
印　　刷	浙江省邮电印刷股份有限公司
开　　本	787mm×1092mm　1/16
印　　张	9.5
字　　数	215 千
版 印 次	2024 年 10 月第 1 版　2024 年 10 月第 1 次印刷
书　　号	ISBN 978-7-308-25403-8
定　　价	49.00 元

《心脏骤停标准数据集》
编 委 会

主　编　胡　炜　陈德昌　刁孟元　张　晟

副主编　朱　英　刘　娇　宋景春　张西京

编　委（按姓名拼音排序）：

陈德昌　上海交通大学医学院附属瑞金医院

崔云亮　中国人民解放军联勤保障部队第九六〇医院

刁孟元　杭州市第一人民医院

董　芳　浙大城市学院

顾　乔　杭州市第一人民医院

胡　炜　杭州市第一人民医院

江伟伟　海军军医大学第二附属医院

蒋路茸　浙江理工大学

刘　娇　上海交通大学医学院附属瑞金医院

刘俊飙　浙大城市学院

陆敏敏　上海市宝山区中西医结合医院

马步青　杭州市第一人民医院

马林浩　海军军医大学第二附属医院

倪培峰　浙江大学医学院

单　怡　海军军医大学第二附属医院

沈延飞　浙江医院

宋景春　中国人民解放军联勤保障部队第九〇八医院

万　健　上海市浦东新区人民医院

王常松　哈尔滨医科大学附属第一医院

王建岗　浙江省杭州市急救中心

王　虑　海军军医大学第二附属医院

王　涛　中国人民解放军总医院海南医院

魏东坡　上海交通大学医学院附属第一人民医院

席绍松　杭州市中医院

夏森林　湖州市中心医院

肖　盐　苏州大学附属第二医院

徐杰丰　浙江大学医学院附属第二医院

郁文博　中国人民解放军海军陆战队医院

喻　欢　浙江中医药大学第四临床医学院

曾小康　杭州市第一人民医院

张　晟　上海交通大学医学院附属瑞金医院

张伟东　浙江中医药大学第四临床医学院

张西京　空军军医大学第一附属医院

郑金浩　复旦大学附属华山医院

朱　英　杭州市第一人民医院

前　言

　　心脏骤停是指心脏泵血功能突然停止，并伴有自主呼吸和意识消失的一种常见的临床急症，是患者死亡的重要原因之一。每年全球范围内院外心脏骤停的发生率为（34.4～59.4）/10万。随着心肺复苏指南和现代复苏理念的普及，越来越多的心脏骤停患者经过积极抢救能够恢复自主循环，但院外心脏骤停患者的整体存活率仍较低，全球范围内出院存活率低于10%。因此，研究疾病的早期诊断和准确分级，优化现有诊疗方案，是心脏骤停研究亟待解决的问题。在明确心脏骤停诊断和风险分层的基础上，一方面可以通过识别高危患者、早期干预，从而预防心脏骤停；另一方面，可以为患者提供个体化治疗方案和最佳诊疗措施。

　　随着医疗信息化的普及与快速发展，国内外专家不断探索真实世界医疗数据，从中发现潜在的临床规律，指导疾病诊治。近年来，心脏骤停医疗数据量呈指数级增长，不同医院、不同厂商的信息系统在数据结构和标准上存在较大的差异，影响数据之间的交互、整合、共享、应用。因此，应该建立规范且统一的标准数据集，对数据值域进行归一化、标准化处理，形成可交互、可共享且适于统计分析的临床研究数据集，以促进丰富的临床病例资源向宝贵的医学研究资源转化。本数据集呈现了患者入院后的全周期诊疗特色数据，为加快临床科研成果转化以及个体化精准医疗打下坚实的基础；同时，进一步规范了心脏骤停临床诊疗路径，有助于提升医疗机构对心脏骤停的诊疗水平。

目　录

1　基本人口学信息

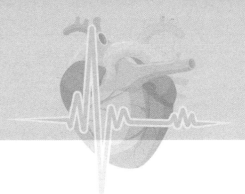

序号	数据元名称	值域/数据类型	数据加工类型	可否为空	可否多选
1.1	病案号	文本	结构化	否	否
1.2	医疗机构名称	文本	结构化	否	否
1.3	住院号	文本	结构化	否	否
1.4	住院次数	文本	结构化	否	否
1.5	姓名	文本	结构化	否	否
1.6	性别[a]	文本	映射	否	否
1.7	民族[b]	文本	映射	否	否
1.8	国籍	文本	结构化	否	否
1.9	出生日期	YYYY-MM-DD	结构化	否	否
1.10	年龄	数值	逻辑计算	否	否
1.11	籍贯	文本	结构化	否	否
1.12	出生地	文本	结构化	否	否
1.13	户口地址	文本	结构化	否	否
1.14	现住址	文本	结构化	否	否
1.15	现住址邮政编码	数值	结构化	否	否
1.16	身份证号	文本	结构化	否	否

续表

序号	数据元名称	值域 / 数据类型	数据加工类型	可否为空	可否多选
1.17	本人电话	文本	结构化	否	否
1.18	职业 [c]	数值	映射	是	否
1.19	工作单位名称	文本	结构化	是	否
1.20	工作单位地址	文本	结构化	是	否
1.21	工作单位电话	文本	结构化	是	否
1.22	联系人姓名	文本	结构化	否	否
1.23	联系人与患者的关系 [d]	文本	映射	否	否
1.24	联系人地址	文本	结构化	否	否
1.25	联系人电话	文本	结构化	否	否
1.26	婚姻状况 [e]	数值	映射	否	否
1.27	ABO 血型 [f]	文本	映射	否	否
1.28	Rh 血型	1：Rh 阳性 2：Rh 阴性 3：不明	映射	否	否
1.29	入院途径	1：门诊 2：急诊 3：其他医疗机构转入 4：其他	映射	否	否
1.30	入院时间	YYYY-MM-DD-HH-MM	结构化	否	否
1.31	入院科室	文本	结构化	否	否
1.32	转科时间	YYYY-MM-DD-HH-MM	结构化	是	否

续表

序号	数据元名称	值域 / 数据类型	数据加工类型	可否为空	可否多选
1.33	转科科室	文本	结构化	是	否
1.34	出院时间	YYYY-MM-DD-HH-MM	结构化	否	否
1.35	出院科室	文本	结构化	否	否
1.36	实际住院天数	数值	逻辑计算	否	否
1.37	门（急）诊诊断名称	文本	结构化	否	否
1.38	门（急）诊诊断疾病编码	文本	结构化	否	否
1.39	出院诊断—主要诊断名称	文本	结构化	否	否
1.40	出院诊断—主要诊断疾病编码	文本	结构化	否	否
1.41	出院诊断—主要诊断入院病情	1：有 2：临床未确定 3：情况不明 4：无	映射	否	否
1.42	出院诊断—其他诊断名称	文本	结构化	是	否
1.43	出院诊断—其他诊断疾病编码	文本	结构化	是	否
1.44	出院诊断—其他诊断入院病情	1：有 2：临床未确定 3：情况不明 4：无	映射	是	否
1.45	离院方式[g]	数值	映射	否	否
1.46	拟接收医疗机构名称	文本	结构化	是	否

续表

序号	数据元名称	值域 / 数据类型	数据加工类型	可否为空	可否多选
1.47	计划出院 31 天内再住院	1：是 2：否 3：不明	映射	否	否
1.48	出院 31 天内再住院目的	文本	结构化	是	否
1.49	是否死亡	1：是 2：否 3：不明	映射	否	否
1.50	死亡时间	YYYY-MM-DD-HH-MM	结构化	是	否
1.51	医疗付费方式[h]	数值	映射	否	否
1.52	住院总费用	数值	结构化	否	否
1.53	住院总费用—自付金额	数值	结构化	否	否

【a】 性别

《中华人民共和国国家标准：个人基本信息分类与代码　第 1 部分：人的性别代码（GB/T 2261.1—2003）》

代码	性别
0	未知的性别
1	男性
2	女性
9	未说明的性别

【b】 民族

《中华人民共和国国家标准：中国各民族名称的罗马字母拼写法和代码（GB/T 3304—1991）》

数字代码	民族名称	数字代码	民族名称
01	汉族	19	黎族
02	蒙古族	20	傈僳族
03	回族	21	佤族
04	藏族	22	畲族
05	维吾尔族	23	高山族
06	苗族	24	拉祜族
07	彝族	25	水族
08	壮族	26	东乡族
09	布依族	27	纳西族
10	朝鲜族	28	景颇族
11	满族	29	柯尔克孜族
12	侗族	30	土族
13	瑶族	31	达斡尔族
14	白族	32	仫佬族
15	土家族	33	羌族
16	哈尼族	34	布朗族
17	哈萨克族	35	撒拉族
18	傣族	36	毛南族

续表

数字代码	民族名称	数字代码	民族名称
37	仡佬族	47	保安族
38	锡伯族	48	裕固族
39	阿昌族	49	京族
40	普米族	50	塔塔尔族
41	塔吉克族	51	独龙族
42	怒族	52	鄂伦春族
43	乌孜别克族	53	赫哲族
44	俄罗斯族	54	门巴族
45	鄂温克族	55	珞巴族
46	德昂族	56	基诺族

【c】 职业

中华人民共和国职业分类大典（2022 年版）

代码	职业	代码	职业
1	党的机关、国家机关、群众团体和社会组织、企事业单位负责人	5	农、林、牧、渔业生产及辅助人员
2	专业技术人员	6	生产制造及有关人员
3	办事人员和有关人员	7	军队人员
4	社会生产服务和生活服务人员	8	不便分类的其他从业人员

【d】 联系人与患者的关系

《中华人民共和国国家标准：家庭关系代码（GB/T 4761—2008）》

代码	家庭关系	代码	家庭关系
0	本人或户主	5	父母
1	配偶	6	祖父母或外祖父母
2	子	7	兄、弟、姐、妹
3	女	8	其他
4	孙子、孙女，或外孙子、外孙女		

【e】 婚姻状况

《中华人民共和国国家标准：个人基本信息分类与代码　第 2 部分：婚姻状况代码（GB/T 2261.2—2003）》

代码	婚姻状况	代码	婚姻状况
10	未婚	23	复婚
20	已婚	30	丧偶
21	初婚	40	离婚
22	再婚	90	未说明的婚姻状况

【f】 ABO 血型

《中华人民共和国公共安全行业标准：公安信息代码　第 37 部分：血型代码（GA/T 2000.37—2014）》

代码	名称	代码	名称
0	不明	3	O 型
1	A 型	4	AB 型
2	B 型	9	其他

【g】 离院方式

代码	离院方式	代码	离院方式
1	医嘱离院	4	非医嘱离院
2	医嘱转院	5	死亡
3	医嘱转社区卫生服务机构—乡镇卫生院	6	其他

【h】 医疗付费方式

代码	医疗付费方式	代码	医疗付费方式
1	城镇职工基本医疗保险	6	全公费
2	城镇居民基本医疗保险	7	全自费
3	新型农村合作医疗	8	其他社会保障
4	贫困救助	9	其他
5	商业医疗保险		

● **参考标准** ●

[1] 中华人民共和国卫生行业标准 WS 445.10—2014 电子病历基本数据集 第 10 部分：住院病案首页.

2 既往史、个人史、手术史

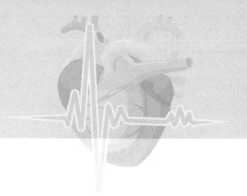

2.1 既往史、个人史、手术史

序号	子模块	数据元名称	单位	值域 / 数据类型	数据加工类型	可否为空	可否多选
2.1.1	既往史、个人史、手术史	病案号	—	文本	结构化	否	否
2.1.2	既往史、个人史、手术史	记录时间	—	YYYY-MM-DD-HH-MM	结构化	否	否

2.2 手术史

序号	子模块	数据元名称	单位	值域 / 数据类型	数据加工类型	可否为空	可否多选
2.2.1	手术史	是否有手术史	—	1：是 2：否 3：不明	映射	否	否
2.2.2	手术史	手术名称	—	文本	结构化	是	否
2.2.3	手术史	手术时间	—	YYYY-MM-DD	结构化	是	否
2.2.4	手术史	手术医院	—	文本	结构化	是	否
2.2.5	手术史	术后恢复情况	—	1：良好 2：一般 3：较差 4：不明	映射	是	否

2.3 输血史

序号	子模块	数据元名称	单位	值域 / 数据类型	数据加工类型	可否为空	可否多选
2.3.1	输血史	是否有输血史	—	1：是 2：否 3：不明	映射	否	否
2.3.2	输血史	输血原因	—	文本	结构化	是	否
2.3.3	输血史	输血时间	—	YYYY-MM-DD	结构化	是	否
2.3.4	输血史	输血医院	—	文本	结构化	是	否

2.4 外伤史

序号	子模块	数据元名称	单位	值域 / 数据类型	数据加工类型	可否为空	可否多选
2.4.1	外伤史	是否有外伤史	—	1：是 2：否 3：不明	映射	否	否
2.4.2	外伤史	受伤时间	—	YYYY-MM-DD	结构化	是	否
2.4.3	外伤史	受伤原因[a]	—	数值	映射	是	是
2.4.4	外伤史	外伤部位[b]	—	数值	映射	是	是
2.4.5	外伤史	治疗方式	—	文本	结构化	是	否
2.4.6	外伤史	预后情况	—	1：良好 2：一般 3：较差 4：不明	映射	是	否

2.5 传染病病史

序号	子模块	数据元名称	单位	值域 / 数据类型	数据加工类型	可否为空	可否多选
2.5.1	传染病病史	是否有传染病病史	—	1：是 2：否 3：不明	映射	否	否
2.5.2	传染病病史	疾病分类	—	1：甲类 2：乙类 3：丙类 4：不明	映射	是	否
2.5.3	传染病病史	疾病名称	—	文本	结构化	是	否
2.5.4	传染病病史	患病时间	—	YYYY-MM-DD	结构化	是	否
2.5.5	传染病病史	治疗方式	—	文本	结构化	是	否
2.5.6	传染病病史	预后情况	—	1：良好 2：一般 3：较差 4：不明	映射	是	否

2.6 过敏史

序号	子模块	数据元名称	单位	值域 / 数据类型	数据加工类型	可否为空	可否多选
2.6.1	过敏史	是否有过敏史	—	1：是 2：否 3：不明	映射	否	否
2.6.2	过敏史	过敏原名称	—	文本	结构化	是	否

2.7 器官移植史

序号	子模块	数据元名称	单位	值域/数据类型	数据加工类型	可否为空	可否多选
2.7.1	器官移植史	是否有器官移植史	—	1：是 2：否 3：不明	映射	否	否
2.7.2	器官移植史	移植时间	—	YYYY-MM-DD	结构化	是	否
2.7.3	器官移植史	移植医院	—	文本	结构化	是	否
2.7.4	器官移植史	移植部位	—	文本	结构化	是	否
2.7.5	器官移植史	预后情况	—	1：良好 2：一般 3：较差 4：不明	映射	是	否

2.8 疫苗接种史

序号	子模块	数据元名称	单位	值域/数据类型	数据加工类型	可否为空	可否多选
2.8.1	疫苗接种史	是否有疫苗接种史	—	1：是 2：否 3：不明	映射	否	否

2.9　既往史

序号	子模块	数据元名称	单位	值域 / 数据类型	数据加工类型	可否为空	可否多选
2.9.1	既往史	既往身体状况	—	1：健康 2：良好 3：其他问题 4：不明	映射	否	否
2.9.2	既往史	是否心功能不全	—	1：是 2：否 3：不明	映射	否	否
2.9.3	既往史	是否肝功能不全	—	1：是 2：否 3：不明	映射	否	否
2.9.4	既往史	是否肾功能不全	—	1：是 2：否 3：不明	映射	否	否

2.10　高血压病史

序号	子模块	数据元名称	单位	值域 / 数据类型	数据加工类型	可否为空	可否多选
2.10.1	高血压病史	是否有高血压	—	1：是 2：否 3：不明	映射	否	否
2.10.2	高血压病史	患病时间	—	YYYY-MM-DD	结构化	是	否
2.10.3	高血压病史	药物服用情况	—	文本	结构化	是	否

续表

序号	子模块	数据元名称	单位	值域 / 数据类型	数据加工类型	可否为空	可否多选
2.10.4	高血压病史	血压控制情况	—	1：良好 2：一般 3：较差 4：不明	映射	是	否

2.11　糖尿病病史

序号	子模块	数据元名称	单位	值域 / 数据类型	数据加工类型	可否为空	可否多选
2.11.1	糖尿病病史	是否有糖尿病	—	1：是 2：否 3：不明	映射	否	否
2.11.2	糖尿病病史	患病时间	—	YYYY-MM-DD	结构化	是	否
2.11.3	糖尿病病史	治疗方式	—	文本	结构化	是	否
2.11.4	糖尿病病史	血糖控制情况		1：良好 2：一般 3：较差 4：不明	映射	是	否

2.12 高脂血症病史

序号	子模块	数据元名称	单位	值域 / 数据类型	数据加工类型	可否为空	可否多选
2.12.1	高脂血症病史	是否有高脂血症	—	1：是 2：否 3：不明	映射	否	否
2.12.2	高脂血症病史	患病时间	—	YYYY-MM-DD	结构化	是	否
2.12.3	高脂血症病史	药物服用情况	—	文本	结构化	是	否
2.12.4	高脂血症病史	血脂控制情况	—	1：良好 2：一般 3：较差 4：不明	映射	是	否

2.13 血管栓塞病史

序号	子模块	数据元名称	单位	值域 / 数据类型	数据加工类型	可否为空	可否多选
2.13.1	血管栓塞病史	是否有血管栓塞病史	—	1：是 2：否 3：不明	映射	否	否
2.13.2	血管栓塞病史	栓塞时间	—	YYYY-MM-DD	结构化	是	否
2.13.3	血管栓塞病史	栓塞部位	—	1：脑部 2：肺部 3：下肢 4：其他 5：不明	映射	是	是

续表

序号	子模块	数据元名称	单位	值域/数据类型	数据加工类型	可否为空	可否多选
2.13.4	血管栓塞病史	治疗方式	—	文本	结构化	是	否
2.13.5	血管栓塞病史	预后情况	—	1：良好 2：一般 3：较差 4：不明	映射	是	否

2.14 冠状动脉粥样硬化性心脏病病史

序号	子模块	数据元名称	单位	值域/数据类型	数据加工类型	可否为空	可否多选
2.14.1	冠状动脉粥样硬化性心脏病病史	是否有冠状动脉粥样硬化性心脏病病史	—	1：是 2：否 3：不明	映射	否	否
2.14.2	冠状动脉粥样硬化性心脏病病史	患病时间	—	YYYY-MM-DD	结构化	是	否
2.14.3	冠状动脉粥样硬化性心脏病病史	治疗方式	—	文本	结构化	是	否
2.14.4	冠状动脉粥样硬化性心脏病病史	预后情况	—	1：良好 2：一般 3：较差 4：不明	映射	是	否

2.15 结缔组织病病史

序号	子模块	数据元名称	单位	值域 / 数据类型	数据加工类型	可否为空	可否多选
2.15.1	结缔组织病病史	是否有结缔组织病	—	1：是 2：否 3：不明	映射	否	否
2.15.2	结缔组织病病史	疾病名称	—	文本	结构化	是	否
2.15.3	结缔组织病病史	患病时间	—	YYYY-MM-DD	结构化	是	否
2.15.4	结缔组织病病史	治疗方式	—	文本	结构化	是	否
2.15.5	结缔组织病病史	预后情况	—	1：良好 2：一般 3：较差 4：不明	映射	是	否

2.16 甲状腺疾病史

序号	子模块	数据元名称	单位	值域 / 数据类型	数据加工类型	可否为空	可否多选
2.16.1	甲状腺疾病史	是否有甲状腺疾病	—	1：是 2：否 3：不明	映射	否	否
2.16.2	甲状腺疾病史	疾病名称	—	文本	结构化	是	否
2.16.3	甲状腺疾病史	治疗方式	—	文本	结构化	是	否
2.16.4	甲状腺疾病史	预后情况	—	1：良好 2：一般 3：较差 4：不明	映射	是	否

2.17 既往其他疾病史

序号	子模块	数据元名称	单位	值域 / 数据类型	数据加工类型	可否为空	可否多选
2.17.1	既往其他疾病史	其他疾病罹患史	—	文本	结构化	是	否
2.17.2	既往其他疾病史	其他药物服用史	—	文本	结构化	是	否

2.18 肿瘤史

序号	子模块	数据元名称	单位	值域 / 数据类型	数据加工类型	可否为空	可否多选
2.18.1	肿瘤史	是否有良性肿瘤史	—	1：是 2：否 3：不明	映射	否	否
2.18.2	肿瘤史	是否有恶性肿瘤史	—	1：是 2：否 3：不明	映射	否	否
2.18.3	肿瘤史	肿瘤名称	—	文本	结构化	是	否
2.18.4	肿瘤史	肿瘤病程	月	数值	结构化	是	否
2.18.5	肿瘤史	是否有靶向治疗	—	1：是 2：否 3：不明	映射	是	否
2.18.6	肿瘤史	是否有放疗史	—	1：是 2：否 3：不明	映射	是	否

序号	子模块	数据元名称	单位	值域 / 数据类型	数据加工类型	可否为空	可否多选
2.18.7	肿瘤史	是否有化疗史	—	1：是 2：否 3：不明	映射	是	否
2.18.8	肿瘤史	是否手术	—	1：是 2：否 3：不明	映射	是	否
2.18.9	肿瘤史	预后情况	—	1：良好 2：一般 3：较差 4：不明	映射	是	否

2.19 个人史

序号	子模块	数据元名称	单位	值域 / 数据类型	数据加工类型	可否为空	可否多选
2.19.1	个人史	是否有宗教信仰	—	1：是 2：否 3：不明	映射	否	否
2.19.2	个人史	是否有有害物质接触史	—	1：是 2：否 3：不明	映射	否	否
2.19.3	个人史	是否有疫区接触史	—	1：是 2：否 3：不明	映射	否	否

续表

序号	子模块	数据元名称	单位	值域/数据类型	数据加工类型	可否为空	可否多选
2.19.4	个人史	是否有疫水接触史	—	1：是 2：否 3：不明	映射	否	否
2.19.5	个人史	是否吸烟	—	1：是 2：否 3：不明	映射	否	否
2.19.6	个人史	日吸烟量	支/天	数值	结构化	是	否
2.19.7	个人史	烟龄	年	数值	结构化	是	否
2.19.8	个人史	是否戒烟	—	1：是 2：否 3：不明	映射	是	否
2.19.9	个人史	戒烟年数	年	数值	结构化	是	否
2.19.10	个人史	是否饮酒	—	1：是 2：否 3：不明	映射	否	否
2.19.11	个人史	日饮酒量	克/天	数值	结构化	是	否
2.19.12	个人史	酒龄	年	数值	结构化	是	否
2.19.13	个人史	是否戒酒	—	1：是 2：否 3：不明	映射	是	否
2.19.14	个人史	戒酒年数	年	数值	结构化	是	否

2.20　月经孕产史

序号	子模块	数据元名称	单位	值域 / 数据类型	数据加工类型	可否为空	可否多选
2.20.1	月经孕产史	是否适用	—	1：是 2：否 3：不明	映射	否	否
2.20.2	月经孕产史	月经初潮年龄	岁	数值	结构化	是	否
2.20.3	月经孕产史	经期最长天数	天	数值	结构化	是	否
2.20.4	月经孕产史	经期最短天数	天	数值	结构化	是	否
2.20.5	月经孕产史	是否痛经	—	1：是 2：否 3：不明	映射	是	否
2.20.6	月经孕产史	月经是否规律	—	1：是 2：否 3：不明	映射	是	否
2.20.7	月经孕产史	末次月经日期	—	YYYY-MM-DD	结构化	是	否
2.20.8	月经孕产史	是否绝经	—	1：是 2：否 3：不明	映射	是	否
2.20.9	月经孕产史	绝经年龄	岁	数值	结构化	是	否
2.20.10	月经孕产史	妊娠次数	次	数值	结构化	是	否
2.20.11	月经孕产史	足月产次数	次	数值	结构化	是	否
2.20.12	月经孕产史	早产次数	次	数值	结构化	是	否
2.20.13	月经孕产史	流产次数	次	数值	结构化	是	否
2.20.14	月经孕产史	胎儿存活个数	个	数值	结构化	是	否

2.21 家族史

序号	子模块	数据元名称	单位	值域/数据类型	数据加工类型	可否为空	可否多选
2.21.1	家族史	是否有疾病家族史	—	1：是 2：否 3：不明	映射	否	否
2.21.2	家族史	疾病名称	—	文本	结构化	是	否
2.21.3	家族史	亲属关系[c]	—	文本	映射	是	否
2.21.4	家族史	是否有心脏骤停家族史	—	1：是 2：否 3：不明	映射	否	否
2.21.5	家族史	患病年龄	岁	数值	结构化	是	否
2.21.6	家族史	亲属关系[c]	—	文本	映射	是	否
2.21.7	家族史	是否有遗传病家族史	—	1：是 2：否 3：不明	映射	否	否
2.21.8	家族史	疾病名称	—	文本	结构化	是	否
2.21.9	家族史	患病年龄	岁	数值	结构化	是	否
2.21.10	家族史	亲属关系[c]	—	文本	映射	是	否

【a】 受伤原因

代码	外伤史病因	代码	外伤史病因
1	烧伤	7	毒剂伤
2	冻伤	8	核放射伤
3	挤压伤	9	复合伤
4	刃器伤	10	其他
5	火器伤	11	不明
6	冲击伤		

【b】 外伤部位

代码	外伤史部位	代码	外伤史部位
1	颅脑部	6	脊柱
2	颌面部	7	四肢
3	胸背部	8	其他
4	腰腹部	9	不明
5	骨盆		

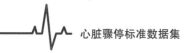

【c】 亲属关系

《中华人民共和国国家标准：家庭关系代码（GB/T 4761—2008）》

代码	家庭关系	代码	家庭关系
0	本人或户主	5	父母
1	配偶	6	祖父母或外祖父母
2	子	7	兄、弟、姐、妹
3	女	8	其他
4	孙子、孙女，或外孙子、外孙女		

• 参考标准 •

[1] 中华人民共和国卫生行业标准 WS 445.10—2014 电子病历基本数据集 第 10 部分：住院病案首页.

[2] 2021 成人心脏骤停后综合征诊断和治疗中国急诊专家共识.

[3] 2021 心脏骤停基层诊疗指南.

[4] 万学红，卢雪峰. 诊断学. 9 版. 北京：人民卫生出版社，2018.

[5] 医学数据智能平台.

3 体格检查

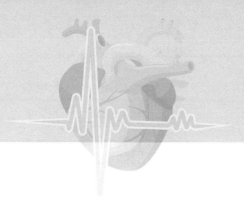

3.1 体格检查

序号	子模块	数据元名称	单位	值域 / 数据类型	数据加工类型	可否为空	可否多选
3.1.1	体格检查	病案号	—	文本	结构化	否	否
3.1.2	体格检查	检查日期	—	YYYY-MM-DD-HH-MM	结构化	否	否

3.2 身高 / 体重

序号	子模块	数据元名称	单位	值域 / 数据类型	数据加工类型	可否为空	可否多选
3.2.1	身高 / 体重	入院身高	cm	数值	结构化	否	否
3.2.2	身高 / 体重	入院体重	kg	数值	结构化	否	否
3.2.3	身高 / 体重	入院体重指数	kg/m²	数值	逻辑计算	否	否

3.3 体表面积

序号	子模块	数据元名称	单位	值域 / 数据类型	数据加工类型	可否为空	可否多选
3.3.1	体表面积	入院体表面积	m²	数值	逻辑计算	否	否

3.4 一般检查

序号	子模块	数据元名称	单位	值域/数据类型	数据加工类型	可否为空	可否多选
3.4.1	一般检查	是否发育完好	—	1：是 2：否 3：不明	映射	否	否
3.4.2	一般检查	体型	—	1：瘦长型 2：匀称型 3：矮胖型 4：不明	映射	否	否
3.4.3	一般检查	是否营养状态良好	—	1：是 2：否 3：不明	映射	否	否

3.5 皮肤黏膜检查

序号	子模块	数据元名称	单位	值域/数据类型	数据加工类型	可否为空	可否多选
3.5.1	皮肤黏膜检查	皮肤黏膜是否苍白	—	1：是 2：否 3：不明	映射	否	否
3.5.2	皮肤黏膜检查	苍白部位	—	文本	结构化	是	否
3.5.3	皮肤黏膜检查	是否有水肿	—	1：是 2：否 3：不明	映射	否	否
3.5.4	皮肤黏膜检查	水肿部位	—	文本	结构化	是	否

序号	子模块	数据元名称	单位	值域 / 数据类型	数据加工类型	可否为空	可否多选
3.5.5	皮肤黏膜检查	是否有皮疹	—	1：是 2：否 3：不明	映射	否	否
3.5.6	皮肤黏膜检查	皮疹部位	—	文本	结构化	是	否

3.6 皮下结节检查

序号	子模块	数据元名称	单位	值域 / 数据类型	数据加工类型	可否为空	可否多选
3.6.1	皮下结节检查	是否有皮下结节	—	1：是 2：否 3：不明	映射	否	否
3.6.2	皮下结节检查	皮下结节部位	—	文本	结构化	是	否

3.7 淋巴结检查

序号	子模块	数据元名称	单位	值域 / 数据类型	数据加工类型	可否为空	可否多选
3.7.1	淋巴结检查	是否有淋巴结肿大	—	1：是 2：否 3：不明	映射	否	否
3.7.2	淋巴结检查	淋巴结肿大部位	—	文本	结构化	是	否

3.8 头部检查

序号	子模块	数据元名称	单位	值域 / 数据类型	数据加工类型	可否为空	可否多选
3.8.1	头部检查	是否有头颅异常隆起	—	1：是 2：否 3：不明	映射	否	否

3.9 眼部检查

序号	子模块	数据元名称	单位	值域 / 数据类型	数据加工类型	可否为空	可否多选
3.9.1	眼部检查	是否有眼睑水肿	—	1：是 2：否 3：不明	映射	否	否
3.9.2	眼部检查	是否有结膜充血	—	1：是 2：否 3：不明	映射	否	否
3.9.3	眼部检查	是否有结膜黄染	—	1：是 2：否 3：不明	映射	否	否
3.9.4	眼部检查	是否有眼球突出	—	1：是 2：否 3：不明	映射	否	否
3.9.5	眼部检查	是否有眼球凹陷	—	1：是 2：否 3：不明	映射	否	否

序号	子模块	数据元名称	单位	值域/数据类型	数据加工类型	可否为空	可否多选
3.9.6	眼部检查	是否有眼球震颤	—	1：是 2：否 3：不明	映射	否	否
3.9.7	眼部检查	是否有角膜色素环	—	1：是 2：否 3：不明	映射	否	否
3.9.8	眼部检查	是否有巩膜黄染	—	1：是 2：否 3：不明	映射	否	否
3.9.9	眼部检查	是否有巩膜出血	—	1：是 2：否 3：不明	映射	否	否
3.9.10	眼部检查	左侧瞳孔直径	mm	数值	结构化	否	否
3.9.11	眼部检查	右侧瞳孔直径	mm	数值	结构化	否	否
3.9.12	眼部检查	双侧瞳孔是否等大等圆	—	1：是 2：否 3：不明	映射	否	否
3.9.13	眼部检查	是否有直接光反射	—	1：是 2：否 3：不明	映射	否	否
3.9.14	眼部检查	是否有间接光反射	—	1：是 2：否 3：不明	映射	否	否

3.10 耳部检查

序号	子模块	数据元名称	单位	值域 / 数据类型	数据加工类型	可否为空	可否多选
3.10.1	耳部检查	是否有外耳道溢液	—	1：是 2：否 3：不明	映射	否	否

3.11 颈部检查

序号	子模块	数据元名称	单位	值域 / 数据类型	数据加工类型	可否为空	可否多选
3.11.1	颈部检查	是否有颈静脉怒张	—	1：是 2：否 3：不明	映射	否	否
3.11.2	颈部检查	是否有甲状腺肿大	—	1：是 2：否 3：不明	映射	否	否
3.11.3	颈部检查	甲状腺肿大分度	—	1：Ⅰ度 2：Ⅱ度 3：Ⅲ度 4：不明	映射	是	否
3.11.4	颈部检查	是否有气管移位	—	1：是 2：否 3：不明	映射	否	否

3.12 胸部检查

序号	子模块	数据元名称	单位	值域 / 数据类型	数据加工类型	可否为空	可否多选
3.12.1	胸部检查	是否有胸廓畸形	—	1：是 2：否 3：不明	映射	否	否
3.12.2	胸部检查	是否有胸廓扩张度改变	—	1：是 2：否 3：不明	映射	否	否
3.12.3	胸部检查	是否有胸膜摩擦感	—	1：是 2：否 3：不明	映射	否	否
3.12.4	胸部检查	左肺部叩诊音[a]	—	数值	映射	否	否
3.12.5	胸部检查	右肺部叩诊音[a]	—	数值	映射	否	否
3.12.6	胸部检查	左肺部是否有干啰音	—	1：是 2：否 3：不明	映射	否	否
3.12.7	胸部检查	右肺部是否有干啰音	—	1：是 2：否 3：不明	映射	否	否
3.12.8	胸部检查	左肺部是否有湿啰音	—	1：是 2：否 3：不明	映射	否	否
3.12.9	胸部检查	右肺部是否有湿啰音	—	1：是 2：否 3：不明	映射	否	否

续表

序号	子模块	数据元名称	单位	值域 / 数据类型	数据加工类型	可否为空	可否多选
3.12.10	胸部检查	是否有胸膜摩擦音	—	1：是 2：否 3：不明	映射	否	否
3.12.11	胸部检查	心率	次 / 分	数值	结构化	否	否
3.12.12	胸部检查	心尖搏动位置	—	文本	结构化	否	否
3.12.13	胸部检查	心尖搏动强度	—	文本	结构化	否	否
3.12.14	胸部检查	是否有心前区隆起	—	1：是 2：否 3：不明	映射	否	否
3.12.15	胸部检查	是否有心前区凹陷	—	1：是 2：否 3：不明	映射	否	否
3.12.16	胸部检查	是否有心前区震颤	—	1：是 2：否 3：不明	映射	否	否
3.12.17	胸部检查	是否有心包摩擦感	—	1：是 2：否 3：不明	映射	否	否
3.12.18	胸部检查	是否有心脏浊音界变化	—	1：是 2：否 3：不明	映射	否	否
3.12.19	胸部检查	是否有心律失常	—	1：是 2：否 3：不明	映射	否	否

序号	子模块	数据元名称	单位	值域/数据类型	数据加工类型	可否为空	可否多选
3.12.20	胸部检查	心音强弱	—	文本	结构化	否	否
3.12.21	胸部检查	是否有心脏杂音	—	1：是 2：否 3：不明	映射	否	否
3.12.22	胸部检查	是否有额外心音	—	1：是 2：否 3：不明	映射	否	否
3.12.23	胸部检查	是否有心包摩擦音	—	1：是 2：否 3：不明	映射	否	否
3.12.24	胸部检查	是否有周围血管征	—	1：是 2：否 3：不明	映射	否	否

3.13 腹部检查

序号	子模块	数据元名称	单位	值域/数据类型	数据加工类型	可否为空	可否多选
3.13.1	腹部检查	是否有腹部膨隆	—	1：是 2：否 3：不明	映射	否	否
3.13.2	腹部检查	是否有腹部凹陷	—	1：是 2：否 3：不明	映射	否	否

续表

序号	子模块	数据元名称	单位	值域 / 数据类型	数据加工类型	可否为空	可否多选
3.13.3	腹部检查	是否有腹壁静脉充盈	—	1：是 2：否 3：不明	映射	否	否
3.13.4	腹部检查	是否有腹壁静脉曲张	—	1：是 2：否 3：不明	映射	否	否
3.13.5	腹部检查	肠鸣音次数	次 / 分	数值	结构化	否	否
3.13.6	腹部检查	是否有腹部压痛	—	1：是 2：否 3：不明	映射	否	否
3.13.7	腹部检查	是否有腹部反跳痛	—	1：是 2：否 3：不明	映射	否	否
3.13.8	腹部检查	是否有肝脏增大	—	1：是 2：否 3：不明	映射	否	否
3.13.9	腹部检查	是否有肝脏下移	—	1：是 2：否 3：不明	映射	否	否
3.13.10	腹部检查	是否有肝脏压痛	—	1：是 2：否 3：不明	映射	否	否
3.13.11	腹部检查	是否有墨菲征阳性	—	1：是 2：否 3：不明	映射	否	否

序号	子模块	数据元名称	单位	值域 / 数据类型	数据加工类型	可否为空	可否多选
3.13.12	腹部检查	是否脾大	—	1：是 2：否 3：不明	映射	否	否
3.13.13	腹部检查	是否有脾脏压痛	—	1：是 2：否 3：不明	映射	否	否

3.14　神经专科检查

序号	子模块	数据元名称	单位	值域 / 数据类型	数据加工类型	可否为空	可否多选
3.14.1	神经专科检查	是否有全身躯干及四肢肌肉萎缩	—	1：是 2：否 3：不明	映射	否	否
3.14.2	神经专科检查	是否有不自主运动	—	1：是 2：否 3：不明	映射	否	否
3.14.3	神经专科检查	左上肢肌力[b]	级	数值	结构化	否	否
		右上肢肌力[b]	级	数值	结构化	否	否
		左下肢肌力[b]	级	数值	结构化	否	否
		右下肢肌力[b]	级	数值	结构化	否	否

续表

序号	子模块	数据元名称	单位	值域 / 数据类型	数据加工类型	可否为空	可否多选
3.14.4	神经专科检查	肌张力	—	1：正常 2：减弱 3：增强 4：不明	映射	否	否
3.14.5	神经专科检查	角膜反射	—	1：阳性 2：阴性 3：不明	映射	否	否
3.14.6	神经专科检查	腹壁反射	—	1：阳性 2：阴性 3：不明	映射	否	否
3.14.7	神经专科检查	提睾反射	—	1：阳性 2：阴性 3：不明	映射	否	否
3.14.8	神经专科检查	左侧跖反射	—	1：阳性 2：阴性 3：不明	映射	否	否
		右侧跖反射	—	1：阳性 2：阴性 3：不明	映射	否	否
3.14.9	神经专科检查	肛门反射	—	1：阳性 2：阴性 3：不明	映射	否	否

序号	子模块	数据元名称	单位	值域／数据类型	数据加工类型	可否为空	可否多选
3.14.10	神经专科检查	左侧肱二头肌反射	—	1：阳性 2：阴性 3：不明	映射	否	否
		右侧肱二头肌反射	—	1：阳性 2：阴性 3：不明	映射	否	否
3.14.11	神经专科检查	左侧肱三头肌反射	—	1：阳性 2：阴性 3：不明	映射	否	否
		右侧肱三头肌反射	—	1：阳性 2：阴性 3：不明	映射	否	否
3.14.12	神经专科检查	左侧桡骨膜反射	—	1：阳性 2：阴性 3：不明	映射	否	否
		右侧桡骨膜反射	—	1：阳性 2：阴性 3：不明	映射	否	否
3.14.13	神经专科检查	左侧膝反射	—	1：阳性 2：阴性 3：不明	映射	否	否
		右侧膝反射	—	1：阳性 2：阴性 3：不明	映射	否	否

续表

序号	子模块	数据元名称	单位	值域/数据类型	数据加工类型	可否为空	可否多选
3.14.14	神经专科检查	左侧跟腱反射	—	1：阳性 2：阴性 3：不明	映射	否	否
		右侧跟腱反射	—	1：阳性 2：阴性 3：不明	映射	否	否
3.14.15	神经专科检查	左侧髌阵挛	—	1：阳性 2：阴性 3：不明	映射	否	否
		右侧髌阵挛	—	1：阳性 2：阴性 3：不明	映射	否	否
3.14.16	神经专科检查	左侧踝阵挛	—	1：阳性 2：阴性 3：不明	映射	否	否
		右侧踝阵挛	—	1：阳性 2：阴性 3：不明	映射	否	否
3.14.17	神经专科检查	左侧巴宾斯基征	—	1：阳性 2：阴性 3：不明	映射	否	否
		右侧巴宾斯基征	—	1：阳性 2：阴性 3：不明	映射	否	否

序号	子模块	数据元名称	单位	值域 / 数据类型	数据加工类型	可否为空	可否多选
3.14.18	神经专科检查	左侧奥本海姆征	—	1：阳性 2：阴性 3：不明	映射	否	否
		右侧奥本海姆征	—	1：阳性 2：阴性 3：不明	映射	否	否
3.14.19	神经专科检查	左侧戈登征	—	1：阳性 2：阴性 3：不明	映射	否	否
		右侧戈登征	—	1：阳性 2：阴性 3：不明	映射	否	否
3.14.20	神经专科检查	左侧查多克征	—	1：阳性 2：阴性 3：不明	映射	否	否
		右侧查多克征	—	1：阳性 2：阴性 3：不明	映射	否	否
3.14.21	神经专科检查	左侧霍夫曼征	—	1：阳性 2：阴性 3：不明	映射	否	否
		右侧霍夫曼征	—	1：阳性 2：阴性 3：不明	映射	否	否

续表

序号	子模块	数据元名称	单位	值域 / 数据类型	数据加工类型	可否为空	可否多选
3.14.22	神经专科检查	颈项强直	—	1：阳性 2：阴性 3：不明	映射	否	否
3.14.23	神经专科检查	克尼格征	—	1：阳性 2：阴性 3：不明	映射	否	否
3.14.24	神经专科检查	布鲁辛斯基征	—	1：阳性 2：阴性 3：不明	映射	否	否

3.15　身体状况评价

序号	子模块	数据元名称	单位	值域 / 数据类型	数据加工类型	可否为空	可否多选
3.15.1	身体状况评价	评分时间	—	YYYY-MM-DD-HH-MM	结构化	否	否
3.15.2	身体状况评价	KPS 评分[c]	分	数值	结构化	否	否
3.15.3	身体状况评价	ECOG 评分[d]	级	数值	结构化	否	否

【a】 肺部叩诊音

代码	肺部叩诊音	代码	肺部叩诊音
1	清音	4	实音
2	浊音	5	过清音
3	鼓音	6	不明

【b】 肌力——徒手肌力评定分级（MMT grading）

分级	标准	分级	标准
0级	无肌力，即无法产生肌肉收缩	3级	能克服重力，即在站立位下能产生关节活动
1级	有轻微肌肉收缩，但无法产生关节运动	4级	能克服一定的阻力，即在站立位下能产生抗阻力的关节活动
2级	能产生肌肉收缩，但无法克服重力，即在平卧位下能产生活动	5级	正常肌力，能克服最大阻力，即正常力量的关节活动

【c】 KPS 评分——Karnofsy 功能状态评分标准（KPS）

体力状况	评分	体力状况	评分
正常，无症状和体征	100分	生活不能自理，需要特别照顾和帮助	40分
能进行正常活动，有轻微症状和体征	90分	生活严重不能自理	30分
勉强进行正常活动，有一些症状或体征	80分	病重，需要住院和积极支持治疗	20分
生活能自理，但不能维持正常生活和工作	70分	危重，临近死亡	10分
生活大部分能自理，偶尔需要他人帮助	60分	死亡	0分
常需要他人照料	50分		

【d】 ECOG 评分——ECOG 体力状况评分标准

分级	体力状态
0 级	活动能力完全正常，与发病前活动能力无任何差异
1 级	能自由走动及从事轻体力活动，包括一般家务或室内工作，但不能从事较重的体力活动
2 级	能自由走动及生活自理，但已丧失工作能力，日间不少于一半的时间可以起床活动
3 级	生活仅能部分自理，日间一半以上的时间卧床或坐轮椅
4 级	卧床不起，生活不能自理
5 级	死亡

● **参考标准** ●

[1] 中华人民共和国卫生行业标准 WS 445.10—2014 电子病历基本数据集 第 10 部分：住院病案首页.

[2] 万学红，卢雪峰. 诊断学 [M]. 9 版. 北京：人民卫生出版社，2018.

[3] 纪正春，刘平. 临床基本技能学 [M]. 3 版. 北京：人民卫生出版社，2013.

[4] 医学数据智能平台.

4 心脏骤停相关信息

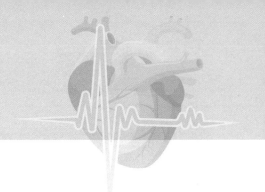

4.1 院外心脏骤停

序号	子模块	数据元名称	值域 / 数据类型	数据加工类型	可否为空	可否多选
4.1.1	院外心脏骤停	病案号	文本	结构化	否	否
4.1.2	院外心脏骤停	原因	1：心源性 2：非心源性 3：不明	映射	否	否
4.1.3	院外心脏骤停	地点	1：家中 2：公共场所 3：单位 4：其他 5：不明	映射	否	否
4.1.4	院外心脏骤停	是否为创伤性	1：是 2：否 3：不明	映射	否	否
4.1.5	院外心脏骤停	有无目击者	1：有 2：无 3：不明	映射	否	否
4.1.6	院外心脏骤停	目击时间	YYYY-MM-DD-HH-MM	结构化	是	否
4.1.7	院外心脏骤停	有无旁观者实施心肺复苏	1：有 2：无 3：不明	映射	否	否

续表

序号	子模块	数据元名称	值域/数据类型	数据加工类型	可否为空	可否多选
4.1.8	院外心脏骤停	旁观者实施心肺复苏开始时间	YYYY-MM-DD-HH-MM	结构化	是	否
4.1.9	院外心脏骤停	有无 AED 使用	1：有 2：无 3：不明	映射	否	否
4.1.10	院外心脏骤停	AED 使用时间	YYYY-MM-DD-HH-MM	结构化	是	否
4.1.11	院外心脏骤停	AED 除颤次数	数值	结构化	是	否
4.1.12	院外心脏骤停	是否拨打 120	1：是 2：否 3：不明	映射	否	否
4.1.13	院外心脏骤停	来电时间	YYYY-MM-DD-HH-MM	结构化	是	否
4.1.14	院外心脏骤停	120 出车时间	YYYY-MM-DD-HH-MM	结构化	是	否
4.1.15	院外心脏骤停	120 到达现场时间	YYYY-MM-DD-HH-MM	结构化	是	否
4.1.16	院外心脏骤停	120 离开现场时间	YYYY-MM-DD-HH-MM	结构化	是	否
4.1.17	院外心脏骤停	120 送达医院时间	YYYY-MM-DD-HH-MM	结构化	是	否
4.1.18	院外心脏骤停	有无急救优先分级调度（MPDS）	1：有 2：无 3：不明	映射	是	否
4.1.19	院外心脏骤停	心脏骤停估计时长	文本	结构化	否	否
4.1.20	院外心脏骤停	有无机械按压	1：有 2：无 3：不明	映射	否	否
4.1.21	院外心脏骤停	首次心电监护时间	YYYY-MM-DD-HH-MM	结构化	否	否

续表

序号	子模块	数据元名称	值域 / 数据类型	数据加工类型	可否为空	可否多选
4.1.22	院外心脏骤停	初始心律	1：心室颤动 2：无脉性室性心动过速 3：无脉性电活动 4：心脏停搏 5：其他	映射	否	否
4.1.23	院外心脏骤停	是否恢复自主循环	1：是 2：否 3：不明	映射	否	否
4.1.24	院外心脏骤停	恢复时间	YYYY-MM-DD-HH-MM	结构化	是	否

4.2 院内心脏骤停

序号	子模块	数据元名称	值域 / 数据类型	数据加工类型	可否为空	可否多选
4.2.1	院内心脏骤停	病案号	文本	结构化	否	否
4.2.2	院内心脏骤停	原因	1：心源性 2：非心源性 3：不明	映射	否	否
4.2.3	院内心脏骤停	地点 [a]	数值	映射	否	否
4.2.4	院内心脏骤停	心脏骤停时间	YYYY-MM-DD-HH-MM	结构化	否	否
4.2.5	院内心脏骤停	首次心电监护时间	YYYY-MM-DD-HH-MM	结构化	否	否

续表

序号	子模块	数据元名称	值域/数据类型	数据加工类型	可否为空	可否多选
4.2.6	院内心脏骤停	初始心律	1：心室颤动 2：无脉性室性心动过速 3：无脉性电活动 4：心脏停搏 5：其他	映射	否	否
4.2.7	院内心脏骤停	心肺复苏开始时间	YYYY-MM-DD-HH-MM	结构化	否	否
4.2.8	院内心脏骤停	有无机械按压	1：有 2：无 3：不明	映射	否	否
4.2.9	院内心脏骤停	有无电除颤	1：是 2：否 3：不明	映射	否	否
4.2.10	院内心脏骤停	电除颤时间	YYYY-MM-DD-HH-MM	结构化	是	否
4.2.11	院内心脏骤停	电除颤次数	数值	结构化	是	否
4.2.12	院内心脏骤停	恢复自主循环	1：是 2：否 3：不明	映射	否	否
4.2.13	院内心脏骤停	恢复时间	YYYY-MM-DD-HH-MM	结构化	是	否

【a】 院内心脏骤停地点

代码	院内心脏骤停地点	代码	院内心脏骤停地点
1	门诊	5	急诊
2	普通病房	6	其他
3	手术室	7	不明
4	ICU		

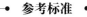

参考标准

[1] 2020 American Heart Association Guidelines for Cardiopulmonary Resuscitation and Emergency Cardiovascular Care.

[2] 2022 International Consensus on Cardiopulmonary Resuscitation and Emergency Cardiovascular Care Science with Treatment Recommendations.

[3] 2016 中国心肺复苏专家共识.

[4] 2019 心脏骤停基层诊疗指南.

[5] 2018 成人院内心肺复苏质量控制临床实践专家共识.

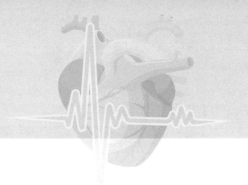

5 特别护理记录

5.1 生命体征

序号	子模块	数据元名称	单位	值域/数据类型	数据加工类型	可否为空	可否多选
5.1.1	生命体征	病案号	—	文本	结构化	否	否
5.1.2	生命体征	检查时间	—	YYYY-MM-DD-HH-MM	结构化	否	否
5.1.3	生命体征	体温	℃	数值（精确到小数点后一位）	结构化	否	否
5.1.4	生命体征	测温部位[a]	—	数值	映射	否	是
5.1.5	生命体征	心率	次/分	数值	结构化	否	否
5.1.6	生命体征	脉搏	次/分	数值	结构化	否	否
5.1.7	生命体征	呼吸频率	次/分	数值	结构化	否	否
5.1.8	生命体征	血氧饱和度	%	数值	结构化	否	否
5.1.9	生命体征	收缩压	mmHg	数值	结构化	否	否
5.1.10	生命体征	舒张压	mmHg	数值	结构化	否	否
5.1.11	生命体征	平均动脉压	mmHg	数值	结构化	否	否
5.1.12	生命体征	中心静脉压	cmH_2O	数值	结构化	否	否
5.1.13	生命体征	膀胱压	cmH_2O	数值	结构化	否	否

【 a 】 测温部位

代码	测温部位	代码	测温部位
1	腋温	4	膀胱
2	直肠	5	动脉血
3	鼓膜	6	其他

5.2 出入量

序号	子模块	数据元名称	单位	值域 / 数据类型	数据加工类型	可否为空	可否多选
5.2.1	出入量	病案号	—	文本	结构化	否	否
5.2.2	出入量	时间	—	YYYY-MM-DD-HH-MM	结构化	否	否
5.2.3	出入量	总入量	ml	数值	结构化	否	否
5.2.4	出入量	入量—静滴	ml	数值	结构化	否	否
5.2.5	出入量	入量—微泵	ml	数值	结构化	否	否
5.2.6	出入量	入量—鼻饲	ml	数值	结构化	否	否
5.2.7	出入量	入量—口服	ml	数值	结构化	否	否
5.2.8	出入量	入量—其他	ml	数值	结构化	否	否
5.2.9	出入量	总出量	ml	数值	结构化	否	否
5.2.10	出入量	出量—尿量	ml	数值	结构化	否	否
5.2.11	出入量	出量—大便量	ml	数值	结构化	否	否
5.2.12	出入量	出量—引流量	ml	数值	结构化	否	否

序号	子模块	数据元名称	单位	值域 / 数据类型	数据加工类型	可否为空	可否多选
5.2.13	出入量	引流管位置[a]	—	数值	映射	否	是
5.2.14	出入量	出量—超滤量	ml	数值	结构化	否	否
5.2.15	出入量	出量—其他	ml	数值	结构化	否	否

【a】 出入量引流管位置

代码	引流管位置	代码	引流管位置
1	胃	4	腹腔
2	脑室	5	盆腔
3	胸腔	6	其他

5.3 意识状态

序号	子模块	数据元名称	单位	值域 / 数据类型	数据加工类型	可否为空	可否多选
5.3.1	意识状态	病案号	—	文本	结构化	否	否
5.3.2	意识状态	时间	—	YYYY-MM-DD-HH-MM	结构化	否	否
5.3.3	意识状态	意识[a]	—	数值	映射	否	否

续表

序号	子模块	数据元名称	单位	值域/数据类型	数据加工类型	可否为空	可否多选
5.3.4	意识状态	AVPU 分级 [b]	—	1：A 2：V 3：P 4：U 5：不明	映射	否	否
5.3.5	意识状态	GCS 评分 [c] —总分	分	数值	结构化	否	否
5.3.6	意识状态	GCS 评分—睁眼反应	分	数值	结构化	否	否
5.3.7	意识状态	GCS 评分—语言反应	分	数值	结构化	否	否
5.3.8	意识状态	GCS 评分—肢体运动	分	数值	结构化	否	否
5.3.9	意识状态	CPC 评分 [d]	分	1：1 级 2：2 级 3：3 级 4：4 级 5：5 级 6：不明	映射	否	否
5.3.10	意识状态	左侧瞳孔直径	mm	数值	结构化	否	否
5.3.11	意识状态	右侧瞳孔直径	mm	数值	结构化	否	否
5.3.12	意识状态	左侧瞳孔对光反射	—	1：灵敏 2：迟钝 3：消失 4：不明	映射	否	否

序号	子模块	数据元名称	单位	值域/数据类型	数据加工类型	可否为空	可否多选
5.3.13	意识状态	右侧瞳孔对光反射	—	1：灵敏 2：迟钝 3：消失 4：不明	映射	否	否
5.3.14	意识状态	NRS 疼痛评分[e]	分	数值	结构化	否	否
5.3.15	意识状态	BPS 疼痛评分[f]	分	数值	结构化	否	否
5.3.16	意识状态	CPOT 疼痛评分[g]	分	数值	结构化	否	否
5.3.17	意识状态	RASS 镇静评分[h]	分	数值	结构化	否	否
5.3.18	意识状态	SAS 镇静评分[i]	分	数值	结构化	否	否
5.3.19	意识状态	CAM-ICU 谵妄评分[j]	分	数值	结构化	否	否
5.3.20	意识状态	ICDSC 谵妄评分[k]	分	数值	结构化	否	否

【a】 意识

代码	意识	代码	意识
1	清醒	6	中度昏迷
2	嗜睡	7	深度昏迷
3	昏睡	8	镇静状态
4	谵妄	9	不明
5	昏迷		

【b】 AVPU 评分

等级	表现	等级	表现
A	反应灵敏	P	对疼痛刺激有反应
V	对声音刺激有反应	U	无反应

【c】 GCS 评分（格拉斯哥昏迷评分）

睁眼（E）		语言（V）		运动（M）	
自主睁眼	4分	语言正常	5分	遵嘱动作	6分
语言刺激睁眼	3分	语言混乱	4分	疼痛定位	5分
疼痛刺激睁眼	2分	用词不恰当	3分	疼痛刺激屈曲	4分
睁眼	1分	声音无法理解	2分	疼痛（异常）屈曲	3分
		无语言	1分	疼痛伸展	2分
				疼痛无反应	1分

【d】 CPC 评级（格拉斯哥 - 匹兹堡脑功能表现分级）

分级	脑功能表现	预后
CPC 1 级	脑功能完好：患者清醒警觉，有正常生活和工作能力	神经功能预后良好
CPC 2 级	中度脑功能残疾：患者清醒，可在特定环境中部分时间工作或独立完成日常活动	
CPC 3 级	严重脑功能残疾：患者清醒，但需依赖他人日常帮助，保留有限的认知力	神经功能预后不良
CPC 4 级	昏迷及植物状态：患者无知觉，对环境无意识，无认知力	
CPC 5 级	死亡：患者被确认脑死亡或传统标准认定的死亡	

【e】 NRS 疼痛评分（数字评分量表）

评分	表现	评分	表现
0 分	无痛	4～6 分	中度疼痛
1～3 分	轻度疼痛	7～10 分	重度疼痛

【f】 BPS 疼痛评分（行为疼痛评分量表）

项目	分值			
	1 分	2 分	3 分	4 分
面部表情	放松	部分紧张	完全紧张	扭曲
上肢运动	无活动	部分屈曲	手指、上肢完全弯曲	完全回缩
通气依从性（插管）	完全能耐受	呛咳，大部分时间能耐受	对抗呼吸机	不能控制通气
发声（未插管）	无疼痛相关发声	呻吟≤3 次 / 分，且每次持续时间≤3 秒	呻吟＞3 次 / 分，且每次持续时间＞3 秒	咆哮或使用"哦""哎哟"等言语抱怨或屏住呼吸

【g】 重症患者疼痛评分量表（CPOT）

指标		分值	描述
面部表情	放松、平静	0 分	未见面部肌紧张
	紧张	1 分	存在皱眉、耸鼻或任何面部变化（如睁眼或疼痛时流泪）
	表情痛苦	2 分	所有之前的面部变化加上双目紧闭（患者可能口腔张开或者紧咬气管导管）

续表

指标		分值	描述
身体活动度	活动减少或者保持正常体位	0分	完全不动（不代表没有疼痛）或正常体位（因为疼痛或防卫而产生的运动）
	防护状态	1分	缓慢小心地移动，轻抚痛处，通过移动身体引起他人注意
	焦躁不安	2分	拉扯气管导管，试图坐起，在床上翻来覆去，不配合指示，欲袭击工作人员，试图翻越床栏
人机协调 （针对气管插管患者）	人机协调	0分	通气顺畅，无呼吸机报警
	呛咳但尚可耐管	1分	呛咳，呼吸机报警触发，疼痛时自主呼吸暂停
	人机对抗	2分	人机不同步，呼吸机频繁报警
发声 （针对无气管导管患者）	语调平稳或不出声	0分	说话时语调平稳或不出声
	叹息、呻吟	1分	叹息、呻吟
	哭喊、抽泣	2分	哭喊、抽泣
肌紧张 （当患者处于休眠状态时，对其上肢进行被动弯曲和伸展动作，并作出评估；或者被动翻身时，作出评估）	放松	0分	对被动运动无抵抗
	紧张，僵直	1分	抵抗被动运动
	非常紧张，僵直	2分	对被动运动强烈抵抗，无法完成被动运动

【h】 RASS（Richmond agitation–sedation scale，RASS)镇静评分

得分	术语	描述
+4分	攻击行为	明显的好战暴力行为，对工作人员构成直接威胁
+3分	非常躁动不安	抓或拔除各种引流管或导管，具有攻击性

得分	术语	描述
+2 分	躁动不安	频繁的无目的动作，与呼吸机抵抗
+1 分	烦躁不安	焦虑不安，但动作不是猛烈的攻击
0 分	清醒且平静	清醒自然状态
−1 分	昏昏欲睡	不能完全清醒，但声音刺激能够唤醒并维持觉醒状态（睁眼，眼神接触≥10秒）
−2 分	轻度镇静状态	声音能够唤醒并有短暂眼神接触（≤10秒）
−3 分	中度镇静状态	声音刺激后有反应或睁眼（无眼睛接触）
−4 分	深度镇静状态	对声音刺激无反应，但对躯体刺激有反应或睁眼
−5 分	不可唤醒	对身体刺激无反应

【 i 】 SAS 镇静评分（Ricker 镇静 – 躁动评分）

分值	描述	定义
7 分	危险躁动	拉拽气管内插管，试图拔除各种导管，翻越床栏，攻击医护人员，在床上辗转反侧
6 分	非常躁动	需要保护性束缚并反复语言提示劝阻，咬气管插管
5 分	躁动	焦虑或身体躁动，经言语提示劝阻可安静
4 分	安静合作	安静，容易唤醒，服从指令
3 分	镇静	嗜睡，语言刺激或轻轻摇动可唤醒并能服从简单指令，但又迅速入睡
2 分	非常镇静	对躯体刺激有反应，不能交流及服从指令，有自主运动
1 分	不能唤醒	对恶性刺激无或仅有轻微反应，不能交流及服从指令

注：恶性刺激指吸痰，或用力按压眼眶、胸骨或甲床 5s。

【j】 CAM–ICU 谵妄评分（谵妄评估量表）

特征	表现	阴性标准
特征 1：意识状态急性改变或波动	患者的意识状态是否与其基线状况不同，或在过去的 24 小时内，患者的意识状态是否有任何波动？表现为镇静量表（如 RASS）、GCS 或者既往谵妄评估得分波动	任何问题答案为"是"
特征 2：注意力障碍	**数字法检查注意力** **指导语** 先跟患者说："我要给您读 10 个数字，任何时候当您听到数字'8'，就捏一下我的手。" 然后用正常的语调朗读数字"6 8 5 9 8 3 8 8 4 7"，每两个数字之间间隔 3 秒。 当读到数字"8"时患者没有作出捏手动作，或读到其他数字时患者作出捏手动作，均视为错误	错误数＞2
特征 3：意识水平改变	如果 RASS 的实际得分不是 0 分（清醒且平静），即为阳性	RASS 不为"0"
特征 4：思维混乱	**是非题** （1）石头是否能浮在水面上？ （2）海里是否有鱼？ （3）1 斤是否比 2 斤重？ （4）您是否能用榔头钉钉子？ 当患者回答错误时记录错误的个数 **执行指令** 先跟患者说："伸出这几根手指。"（检查者在患者面前伸出 2 根手指） 然后说："现在用另一只手伸出同样多的手指。"（这次检查者不做示范） * 如果患者只有一只手能动，第二个指令改为要求患者"再增加一根手指" 如果患者不能成功执行全部指令，记录 1 个错误	错误总数＞1

CAM-ICU 总体评估：特征 1 阳性 + 特征 2 阳性 + 特征 3/4 阳性 =CAM–ICU 阳性

【k】 ICDSC 谵妄评分

项目及评判标准		评分
（1）意识变化水平（如果为 A 或者 B，该期间暂时终止评价）	A. 无反应	0 分
	B. 对加强的和重复的刺激有反应	0 分
	C. 对轻度或者中度刺激有反应	1 分
	D. 正常清醒	0 分
	E. 对正常刺激产生夸大的反应	1 分
（2）注意力不集中		0 或 1 分
（3）定向力障碍		0 或 1 分
（4）幻觉 - 幻想性精神病状态		0 或 1 分
（5）精神运动型激越或者阻滞		0 或 1 分
（6）不恰当的语言和情绪		0 或 1 分
（7）睡眠 - 觉醒周期失调		0 或 1 分
（8）症状波动		0 或 1 分

5.4 脉搏指示连续心排血量监测

序号	子模块	数据元名称	单位	值域 / 数据类型	数据加工类型	可否为空	可否多选
5.4.1	脉搏指数连续心排血量监测	病案号	—	文本	结构化	否	否
5.4.2	脉搏指数连续心排血量监测	时间	—	YYYY-MM-DD-HH-MM	结构化	否	否
5.4.3	脉搏指数连续心排血量监测	全心舒张末期容积指数	ml/m^2	数值	结构化	否	否

续表

序号	子模块	数据元名称	单位	值域/数据类型	数据加工类型	可否为空	可否多选
5.4.4	脉搏指数连续心排血量监测	胸腔内血容量指数	ml/m²	数值	结构化	否	否
5.4.5	脉搏指数连续心排血量监测	每搏量	ml	数值	结构化	否	否
5.4.6	脉搏指数连续心排血量监测	每搏量指数	ml/h	数值	结构化	否	否
5.4.7	脉搏指数连续心排血量监测	每搏变异量	%	数值	结构化	否	否
5.4.8	脉搏指数连续心排血量监测	脉压变异量	%	数值	结构化	否	否
5.4.9	脉搏指数连续心排血量监测	心排血量	L/min	数值（精确到小数点后两位）	结构化	否	否
5.4.10	脉搏指数连续心排血量监测	连续心排血量	L/min	数值（精确到小数点后两位）	结构化	否	否
5.4.11	脉搏指数连续心排血量监测	心指数	L/(min·m²)	数值（精确到小数点后两位）	结构化	否	否
5.4.12	脉搏指数连续心排血量监测	连续心指数	L/(min·m²)	数值（精确到小数点后两位）	结构化	否	否
5.4.13	脉搏指数连续心排血量监测	心功能指数	—	数值	结构化	否	否
5.4.14	脉搏指数连续心排血量监测	全心射血分数	%	数值	结构化	否	否
5.4.15	脉搏指数连续心排血量监测	左心室收缩指数	mmHg/s	数值	结构化	否	否
5.4.16	脉搏指数连续心排血量监测	血管外肺水指数	ml/kg	数值	结构化	否	否
5.4.17	脉搏指数连续心排血量监测	肺血管通透性指数	—	数值	结构化	否	否
5.4.18	脉搏指数连续心排血量监测	全身血管阻力指数	dyn·s/(cm⁵·m²)	数值	结构化	否	否

5.5 营养记录

序号	子模块	数据元名称	单位	值域 / 数据类型	数据加工类型	可否为空	可否多选
5.5.1	营养记录	病案号	—	文本	结构化	否	否
5.5.2	营养记录	时间	—	YYYY-MM-DD-HH-MM	结构化	否	否
5.5.3	营养记录	营养剂处方	—	文本	结构化	否	否
5.5.4	营养记录	摄入量	ml	数值	结构化	否	否
5.5.5	营养记录	热量	kcal	数值	结构化	否	否
5.5.6	营养记录	蛋白质	g	数值（精确到小数点后一位）	结构化	否	否
5.5.7	营养记录	氮摄入量	g	数值（精确到小数点后两位）	结构化	否	否
5.5.8	营养记录	氮排出量	g	数值（精确到小数点后两位）	结构化	否	否
5.5.9	营养记录	摄入途径	—	1：肠内营养 2：肠外营养 3：其他	映射	否	是
5.5.10	营养记录	肠内营养途径	—	1：幽门前 2：幽门后 3：其他	映射	是	是
5.5.11	营养记录	微量血糖	mmol/L	数值（精确到小数点后一位）	结构化	否	否
5.5.12	营养记录	普通胰岛素剂量	U	数值（精确到小数点后一位）	结构化	是	否
5.5.13	营养记录	其他降血糖药物及剂量	—	文本	结构化	是	否
5.5.14	营养记录	不耐受情况	—	1：有 2：无 3：不明	映射	否	否

5.6 使用药物

序号	子模块	数据元名称	单位	值域/数据类型	数据加工类型	可否为空	可否多选
5.6.1	使用药物	病案号	—	文本	结构化	否	否
5.6.2	使用药物	时间	—	YYYY-MM-DD-HH-MM	结构化	否	否
5.6.3	使用药物	血管活性药物[a]	—	数值	映射	是	是
5.6.4	使用药物	血管活性药物剂量	—	文本	结构化	是	否
5.6.5	使用药物	镇静药物[b]	—	数值	映射	是	是
5.6.6	使用药物	镇静药物剂量	—	文本	结构化	是	否
5.6.7	使用药物	镇痛药物[c]	—	数值	映射	是	是
5.6.8	使用药物	镇痛药物剂量	—	文本	结构化	是	否
5.6.9	使用药物	肌松药物[d]	—	数值	映射	是	是
5.6.10	使用药物	肌松药物剂量	—	文本	结构化	是	否
5.6.11	使用药物	抗心律失常药物[e]	—	数值	映射	是	是
5.6.12	使用药物	抗心律失常药物剂量	—	文本	结构化	是	否
5.6.13	使用药物	其他药物	—	文本	结构化	是	否
5.6.14	使用药物	其他药物剂量	—	文本	结构化	是	否

【a】 血管活性药物

代码	血管活性药物
1	去甲肾上腺素
2	肾上腺素
3	多巴胺
4	多巴酚丁胺
5	间羟胺
6	其他

【b】 镇静药物

代码	镇静药物
1	丙泊酚
2	右美托咪定
3	咪达唑仑
4	异戊巴比妥
5	地西泮
6	其他

【c】 镇痛药物

代码	镇痛药物
1	芬太尼
2	瑞芬太尼
3	舒芬太尼
4	吗啡
5	布托啡诺
6	地佐辛
7	氯胺酮
8	其他

【d】 肌松药物

代码	肌松药物
1	琥珀酰胆碱
2	维库溴铵
3	罗库溴铵
4	泮库溴铵
5	阿曲库铵
6	其他

【e】 抗心律失常药物

代码	抗心律失常药物	代码	抗心律失常药物
1	胺碘酮	7	异丙肾上腺素
2	普罗帕酮	8	伊布利特
3	利多卡因	9	维拉帕米
4	美托洛尔	10	地尔硫䓬
5	艾司洛尔	11	西地兰
6	阿托品	12	其他

5.7 自主呼吸

序号	子模块	数据元名称	单位	值域 / 数据类型	数据加工类型	可否为空	可否多选
5.7.1	自主呼吸	病案号	—	文本	结构化	否	否
5.7.2	自主呼吸	时间	—	YYYY-MM-DD-HH-MM	结构化	否	否
5.7.3	自主呼吸	给氧方式[a]	—	数值	映射	是	是
5.7.4	自主呼吸	氧流量	（L/min）	数值（精确到小数点后一位）	结构化	是	否
5.7.5	自主呼吸	氧流速	（L/min）	数值（精确到小数点后一位）	结构化	是	否

【 a 】 给氧方式

代码	给氧方式	代码	给氧方式
1	鼻导管吸氧	4	气切口面罩吸氧
2	面罩吸氧	5	气切口高流量吸氧
3	经鼻高流量吸氧	6	其他

5.8 机械通气

序号	子模块	数据元名称	单位	值域 / 数据类型	数据加工类型	可否为空	可否多选
5.8.1	机械通气	病案号	—	文本	结构化	否	否
5.8.2	机械通气	开始时间	—	YYYY-MM-DD-HH-MM	结构化	是	否
5.8.3	机械通气	停止时间	—	YYYY-MM-DD-HH-MM	结构化	是	否
5.8.4	机械通气	模式[a]	—	数值	映射	是	是
5.8.5	机械通气	气管插管	—	1：有 2：无 3：不明	映射	否	否
5.8.6	机械通气	气管切开	—	1：有 2：无 3：不明	映射	否	否
5.8.7	机械通气	设定频率	次 /min	数值	结构化	是	否
5.8.8	机械通气	潮气量	ml	数值	结构化	是	否
5.8.9	机械通气	每分钟通气量	L	数值	结构化	是	否

续表

序号	子模块	数据元名称	单位	值域 / 数据类型	数据加工类型	可否为空	可否多选
5.8.10	机械通气	吸气流速	L/min	数值	结构化	是	否
5.8.11	机械通气	吸氧浓度	%	数值	结构化	是	否
5.8.12	机械通气	呼气末正压	cmH_2O	数值	结构化	是	否
5.8.13	机械通气	气道峰压	cmH_2O	数值	结构化	是	否
5.8.14	机械通气	平台压	cmH_2O	数值	结构化	是	否
5.8.15	机械通气	压力上升时间	s	数值	结构化	是	否
5.8.16	机械通气	吸气时间	s	数值	结构化	是	否
5.8.17	机械通气	吸气末屏气时间	s	数值	结构化	是	否
5.8.18	机械通气	吸 / 呼比	—	数值	结构化	是	否

【a】 机械通气模式

代码	机械通气模式	代码	机械通气模式
1	自主通气	4	压力辅助通气
2	压力控制通气	5	容量辅助通气
3	容量控制通气	6	其他

5.9 血液净化

序号	子模块	数据元名称	单位	值域 / 数据类型	数据加工类型	可否为空	可否多选
5.9.1	血液净化	病案号	—	文本	结构化	否	否
5.9.2	血液净化	上机时间	—	YYYY-MM-DD-HH-MM	结构化	是	否
5.9.3	血液净化	下机时间	—	YYYY-MM-DD-HH-MM	结构化	是	否
5.9.4	血液净化	模式[a]	—	数值	映射	是	是
5.9.5	血液净化	抗凝方式	—	1：普通肝素 2：低分子肝素 3：枸橼酸钠 4：磺达肝癸钠 5：其他	映射	是	是
5.9.6	血液净化	抗凝剂剂量	—	文本	结构化	是	否
5.9.7	血液净化	置管位置[b]	—	数值	映射	是	是
5.9.8	血液净化	血泵速度	ml/h	数值	结构化	是	否
5.9.9	血液净化	输入压	mmHg	数值	结构化	是	否
5.9.10	血液净化	回输压	mmHg	数值	结构化	是	否
5.9.11	血液净化	滤器前压	mmHg	数值	结构化	是	否
5.9.12	血液净化	跨膜压	mmHg	数值	结构化	是	否
5.9.13	血液净化	置换液类型	—	文本	结构化	是	否
5.9.14	血液净化	置换液剂量	ml	数值	结构化	是	否
5.9.15	血液净化	置换液速度	ml/h	数值	结构化	是	否
5.9.16	血液净化	前稀释	%	数值	结构化	是	否
5.9.17	血液净化	透析液速度	ml/h	数值	结构化	是	否

续表

序号	子模块	数据元名称	单位	值域 / 数据类型	数据加工类型	可否为空	可否多选
5.9.18	血液净化	脱水速度	ml/h	数值	结构化	是	否
5.9.19	血液净化	5% 碳酸氢钠速度	ml	数值	结构化	是	否
5.9.20	血液净化	膜后游离钙	mmol/L	数值	结构化	是	否
5.9.21	血液净化	全身游离钙	mmol/L	数值	结构化	是	否
5.9.22	血液净化	激活全血凝固时间	s	数值	结构化	是	否
5.9.23	血液净化	活化部分凝血活酶时间	s	数值	结构化	是	否
5.9.24	血液净化	超滤率	ml/h	数值	结构化	是	否
5.9.25	血液净化	超滤量	ml/h	数值	结构化	是	否
5.9.26	血液净化	累计超滤量	ml	数值	结构化	是	否

【a】 血液净化模式

代码	血液净化模式	代码	血液净化模式
1	连续性静脉 - 静脉血液滤过（CVVH）	4	血浆置换（PE）
2	连续性静脉 - 静脉血液透析（CVVHD）	5	双重血浆分子吸附（DPMAS）
3	连续性静脉 - 静脉血液透析滤过（CVVHDF）	6	其他

【b】 血液净化置管位置

代码	血液净化置管位置	代码	血液净化置管位置
1	左股静脉	5	左锁骨下静脉
2	右股静脉	6	右锁骨下静脉
3	左颈内静脉	7	其他
4	右颈内静脉		

5.10 输血记录

序号	子模块	数据元名称	单位	值域／数据类型	数据加工类型	可否为空	可否多选
5.10.1	输血记录	病案号	—	文本	结构化	否	否
5.10.2	输血记录	时间	—	YYYY-MM-DD-HH-MM	结构化	否	否
5.10.3	输血记录	输血成分[a]	—	数值	映射	是	是
5.10.4	输血记录	红细胞输入量	U	数值	结构化	是	否
5.10.5	输血记录	血小板输入量	U	数值	结构化	是	否
5.10.6	输血记录	血浆输入量	ml	数值	结构化	是	否
5.10.7	输血记录	白蛋白输入量	g	数值	结构化	是	否
5.10.8	输血记录	其他血液制品输入量	ml	数值	结构化	是	否
5.10.9	输血记录	输血反应	—	1：有 2：无 3：不明	映射	是	否

【a】 输血成分

代码	输血成分	代码	输血成分
1	红细胞	5	丙种球蛋白
2	血小板	6	冷沉淀
3	血浆	7	全血
4	白蛋白	8	其他

• **参考标准** •

[1] 中华人民共和国卫生行业标准 WS 445.10—2014 电子病历基本数据集 第 10 部分：住院病案首页.

[2] 中华人民共和国卫生行业标准 WS 445.10—2014 电子病历基本数据集 第 12 部分：入院记录.

[3] 中华人民共和国卫生行业标准 WS 445.10—2014 电子病历基本数据集 第 7 部分：护理操作记录.

[4] 刘大为. 临床血流动力学 [M]. 北京：人民卫生出版社，2013.

[5] 朱蕾. 机械通气 [M]. 3 版. 上海：上海科学技术出版社，2012.

[6] 刘大为，杨荣利，陈秀凯. 重症血液净化 [M]. 北京：人民卫生出版社，2017.

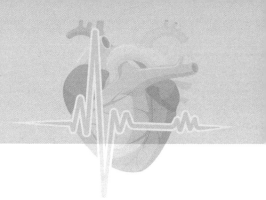

6 实验室检查

6.1 血常规

序号	子模块	数据元名称	单位	值域/数据类型	数据加工类型	可否为空	可否多选
6.1.1	血常规	病案号	—	文本	结构化	是	否
6.1.2	血常规	检查时间	—	YYYY-MM-DD-HH-MM	结构化	是	否
6.1.3	血常规	白细胞计数	$\times 10^9$/L	数值	结构化	是	否
6.1.4	血常规	中性粒细胞绝对计数	$\times 10^9$/L	数值	结构化	是	否
6.1.5	血常规	淋巴细胞计数	$\times 10^9$/L	数值	结构化	是	否
6.1.6	血常规	单核细胞计数	$\times 10^9$/L	数值	结构化	是	否
6.1.7	血常规	红细胞计数	$\times 10^{12}$/L	数值	结构化	是	否
6.1.8	血常规	血小板计数	$\times 10^9$/L	数值	结构化	是	否
6.1.9	血常规	红细胞分布宽度标准差	fL	数值	结构化	是	否
6.1.10	血常规	平均血小板体积	fL	数值	结构化	是	否
6.1.11	血常规	血红蛋白	g/L	数值	结构化	是	否
6.1.12	血常规	红细胞沉降率	mm/h	数值	结构化	是	否

6.2 血生化

序号	子模块	数据元名称	单位	值域／数据类型	数据加工类型	可否为空	可否多选
6.2.1	血生化	病案号	—	文本	结构化	是	否
6.2.2	血生化	检查时间	—	YYYY-MM-DD-HH-MM	结构化	是	否
6.2.3	血生化—肝功能	丙氨酸氨基转移酶	U/L	数值	结构化	是	否
6.2.4	血生化—肝功能	天门冬氨酸氨基转移酶	U/L	数值	结构化	是	否
6.2.5	血生化—肝功能	γ-谷氨酰基转移酶	U/L	数值	结构化	是	否
6.2.6	血生化—肝功能	碱性磷酸酶	U/L	数值	结构化	是	否
6.2.7	血生化—肝功能	甘氨酰脯氨酸二肽氨基肽酶	U/L	数值	结构化	是	否
6.2.8	血生化—肝功能	亮氨酸酰氨基肽酶	U/L	数值	结构化	是	否
6.2.9	血生化—肝功能	总蛋白	g/L	数值	结构化	是	否
6.2.10	血生化—肝功能	白蛋白	g/L	数值	结构化	是	否
6.2.11	血生化—肝功能	视黄醇结合蛋白	μg/mL	数值	结构化	是	否
6.2.12	血生化—肝功能	总胆红素	μmol/L	数值	结构化	是	否
6.2.13	血生化—肝功能	直接胆红素	μmol/L	数值	结构化	是	否
6.2.14	血生化—肝功能	间接胆红素	μmol/L	数值	结构化	是	否
6.2.15	血生化—肾功能	尿素氮	mmol/L	数值	结构化	是	否
6.2.16	血生化—肾功能	肌酐	μmol/L	数值	结构化	是	否
6.2.17	血生化—肾功能	尿酸	μmol/L	数值	结构化	是	否
6.2.18	血生化—心功能	肌酸激酶	U/L	数值	结构化	是	否
6.2.19	血生化—心功能	肌酸激酶同工酶	U/L	数值	结构化	是	否

序号	子模块	数据元名称	单位	值域/数据类型	数据加工类型	可否为空	可否多选
6.2.20	血生化—心功能	乳酸脱氢酶	U/L	数值	结构化	是	否
6.2.21	血生化—心功能	α-羟丁酸脱氢酶	U/L	数值	结构化	是	否
6.2.22	血生化—血糖	葡萄糖	mmol/L	数值	结构化	是	否
6.2.23	血生化—血糖	果糖胺	mmol/L	数值	结构化	是	否
6.2.24	血生化—血脂	甘油三酯	mmol/L	数值	结构化	是	否
6.2.25	血生化—血脂	胆固醇	mmol/L	数值	结构化	是	否
6.2.26	血生化—血脂	高密度脂蛋白胆固醇	mmol/L	数值	结构化	是	否
6.2.27	血生化—血脂	低密度脂蛋白胆固醇	mmol/L	数值	结构化	是	否
6.2.28	血生化—血脂	游离脂肪酸	mmol/L	数值	结构化	是	否
6.2.29	血生化—血脂	载脂蛋白 A1	g/L	数值	结构化	是	否
6.2.30	血生化—血脂	载脂蛋白 B	g/L	数值	结构化	是	否
6.2.31	血生化—血脂	载脂蛋白 E	mg/dL	数值	结构化	是	否
6.2.32	血生化—血脂	脂蛋白 a	mg/L	数值	结构化	是	否
6.2.33	血生化—电解质	钾	mmol/L	数值	结构化	是	否
6.2.34	血生化—电解质	钠	mmol/L	数值	结构化	是	否
6.2.35	血生化—电解质	氯	mmol/L	数值	结构化	是	否
6.2.36	血生化—电解质	钙	mmol/L	数值	结构化	是	否
6.2.37	血生化—电解质	磷	mmol/L	数值	结构化	是	否
6.2.38	血生化—电解质	镁	mmol/L	数值	结构化	是	否

续表

序号	子模块	数据元名称	单位	值域/数据类型	数据加工类型	可否为空	可否多选
6.2.39	血生化—其他	血淀粉酶	U/L	数值	结构化	是	否
6.2.40	血生化—其他	C反应蛋白	mg/L	数值	结构化	是	否
6.2.41	血生化—其他	类风湿因子	U/mL	数值	结构化	是	否
6.2.42	血生化—其他	抗链球菌溶血素"O"	U/mL	数值	结构化	是	否
6.2.43	血生化—其他	同型半胱氨酸	U/L	数值	结构化	是	否
6.2.44	血生化—其他	血清唾液酸	mg/L	数值	结构化	是	否
6.2.45	血生化—其他	补体控制B因子	mg/L	数值	结构化	是	否

6.3 凝血功能

序号	子模块	数据元名称	单位	值域/数据类型	数据加工类型	可否为空	可否多选
6.3.1	凝血功能	病案号	—	文本	结构化	是	否
6.3.2	凝血功能	检查时间	—	YYYY-MM-DD-HH-MM	结构化	是	否
6.3.3	凝血功能	D-二聚体	mg/L	数值	结构化	是	否
6.3.4	凝血功能	凝血因子Ⅱ活性	%	数值	结构化	是	否
6.3.5	凝血功能	凝血因子Ⅸ活性	%	数值	结构化	是	否
6.3.6	凝血功能	凝血因子Ⅷ活性	%	数值	结构化	是	否
6.3.7	凝血功能	凝血因子Ⅶ活性	%	数值	结构化	是	否
6.3.8	凝血功能	凝血因子Ⅴ活性	%	数值	结构化	是	否

序号	子模块	数据元名称	单位	值域/数据类型	数据加工类型	可否为空	可否多选
6.3.9	凝血功能	凝血因子XI活性	%	数值	结构化	是	否
6.3.10	凝血功能	凝血因子X活性	%	数值	结构化	是	否
6.3.11	凝血功能	凝血酶原国际标准化比值	—	数值	结构化	是	否
6.3.12	凝血功能	凝血酶原时间	s	数值	结构化	是	否
6.3.13	凝血功能	凝血酶原时间活动度	%	数值	结构化	是	否
6.3.14	凝血功能	凝血酶时间	s	数值	结构化	是	否
6.3.15	凝血功能	抗凝血酶III活性	%	数值	结构化	是	否
6.3.16	凝血功能	活化部分凝血活酶时间	s	数值	结构化	是	否
6.3.17	凝血功能	纤维蛋白原	g/L	数值	结构化	是	否
6.3.18	凝血功能	纤维蛋白原降解产物	mg/L	数值	结构化	是	否
6.3.19	凝血功能	血小板聚集率	%	数值	结构化	是	否
6.3.20	凝血功能	鱼精蛋白副凝试验	—	1：阳性 2：阴性	映射	是	否
6.3.21	凝血功能	血栓弹力图—凝血因子作用时间	min	数值	结构化	是	否
6.3.22	凝血功能	血栓弹力图—血凝块形成初始时间	min	数值	结构化	是	否
6.3.23	凝血功能	血栓弹力图—血凝块形成速率	deg	数值	结构化	是	否
6.3.24	凝血功能	血栓弹力图—血凝块最大振幅	mm	数值	结构化	是	否
6.3.25	凝血功能	血栓弹力图—凝血综合指数	—	数值	结构化	是	否
6.3.26	凝血功能	血栓弹力图—30分钟纤溶测量值	%	数值	结构化	是	否
6.3.27	凝血功能	血栓弹力图—30分钟内血凝块溶解预测值	%	数值	结构化	是	否

6.4 动脉血气分析

序号	子模块	数据元名称	单位	值域/数据类型	数据加工类型	可否为空	可否多选
6.4.1	动脉血气分析	病案号	—	文本	结构化	是	否
6.4.2	动脉血气分析	检查时间	—	YYYY-MM-DD-HH-MM	结构化	是	否
6.4.3	动脉血气分析	酸碱度	—	数值	结构化	是	否
6.4.4	动脉血气分析	动脉血二氧化碳分压	mmHg	数值	结构化	是	否
6.4.5	动脉血气分析	动脉血氧分压	mmHg	数值	结构化	是	否
6.4.6	动脉血气分析	剩余碱	mmol/L	数值	结构化	是	否
6.4.7	动脉血气分析	实际碳酸氢根	mmol/L	数值	结构化	是	否
6.4.8	动脉血气分析	标准碳酸氢根	mmol/L	数值	结构化	是	否
6.4.9	动脉血气分析	阴离子隙	mmol/L	数值	结构化	是	否
6.4.10	动脉血气分析	动脉血氧饱和度	%	数值	结构化	是	否
6.4.11	动脉血气分析	钾	mmol/L	数值	结构化	是	否
6.4.12	动脉血气分析	钠	mmol/L	数值	结构化	是	否
6.4.13	动脉血气分析	氯	mmol/L	数值	结构化	是	否
6.4.14	动脉血气分析	钙	mmol/L	数值	结构化	是	否
6.4.15	动脉血气分析	乳酸	mmol/L	数值	结构化	是	否
6.4.16	动脉血气分析	血糖	mmol/L	数值	结构化	是	否

6.5　静脉血气分析

序号	子模块	数据元名称	单位	值域 / 数据类型	数据加工类型	可否为空	可否多选
6.5.1	静脉血气分析	病案号	—	文本	结构化	是	否
6.5.2	静脉血气分析	检查时间	—	YYYY-MM-DD-HH-MM	结构化	是	否
6.5.3	静脉血气分析	静脉血二氧化碳分压	mmHg	数值	结构化	是	否
6.5.4	静脉血气分析	静脉血氧饱和度	%	数值	结构化	是	否

6.6　炎症标志物

序号	子模块	数据元名称	单位	值域 / 数据类型	数据加工类型	可否为空	可否多选
6.6.1	炎症标记物	病案号	—	文本	结构化	是	否
6.6.2	炎症标记物	检查时间	—	YYYY-MM-DD-HH-MM	结构化	是	否
6.6.3	炎症标记物	C 反应蛋白	mg/L	数值	结构化	是	否
6.6.4	炎症标记物	降钙素原	ng/mL	数值	结构化	是	否
6.6.5	炎症标记物	白介素 6	ng/L	数值	结构化	是	否
6.6.6	炎症标记物	肿瘤坏死因子 - α	pg/mL	数值	结构化	是	否
6.6.7	炎症标记物	血清淀粉样蛋白 A	mg/L	数值	结构化	是	否

6.7　心肌损伤标记物

序号	子模块	数据元名称	单位	值域/数据类型	数据加工类型	可否为空	可否多选
6.7.1	心肌损伤标记物	病案号	—	文本	结构化	是	否
6.7.2	心肌损伤标记物	检查时间	—	YYYY-MM-DD-HH-MM	结构化	是	否
6.7.3	心肌损伤标记物	乳酸脱氢酶	U/L	数值	结构化	是	否
6.7.4	心肌损伤标记物	肌酸激酶	U/L	数值	结构化	是	否
6.7.5	心肌损伤标记物	肌酸激酶同工酶	U/L	数值	结构化	是	否
6.7.6	心肌损伤标记物	肌钙蛋白 I	μg/L	数值	结构化	是	否
6.7.7	心肌损伤标记物	肌钙蛋白 T	μg/L	数值	结构化	是	否
6.7.8	心肌损伤标记物	脑钠肽	pg/mL	数值	结构化	是	否

6.8　神经损伤标记物

序号	子模块	数据元名称	单位	值域/数据类型	数据加工类型	可否为空	可否多选
6.8.1	神经损伤标记物	病案号	—	文本	结构化	是	否
6.8.2	神经损伤标记物	检查时间	—	YYYY-MM-DD-HH-MM	结构化	是	否
6.8.3	神经损伤标记物	神经元特异性烯醇化酶	ng/mL	数值	结构化	是	否
6.8.4	神经损伤标记物	中枢神经特异蛋白	ng/mL	数值	结构化	是	否

6.9 粪便检查

序号	子模块	数据元名称	单位	值域 / 数据类型	数据加工类型	可否为空	可否多选
6.9.1	粪便检查	病案号	—	文本	结构化	是	否
6.9.2	粪便检查	检查时间	—	YYYY-MM-DD-HH-MM	结构化	是	否
6.9.3	粪便检查	大便颜色	—	文本	结构化	是	否
6.9.4	粪便检查	大便性状	—	文本	结构化	是	否
6.9.5	粪便检查	白细胞	/HPF	数值	结构化	是	否
6.9.6	粪便检查	红细胞	/HPF	数值	结构化	是	否
6.9.7	粪便检查	寄生虫	—	1：阳性 2：阴性	映射	是	否
6.9.8	粪便检查	虫卵（浓缩集卵）	—	1：阳性 2：阴性	映射	是	否
6.9.9	粪便检查	蛔虫卵	—	1：阳性 2：阴性	映射	是	否
6.9.10	粪便检查	血吸虫卵	—	1：阳性 2：阴性	映射	是	否
6.9.11	粪便检查	钩虫卵	—	1：阳性 2：阴性	映射	是	否
6.9.12	粪便检查	阿米巴	—	1：阳性 2：阴性	映射	是	否
6.9.13	粪便检查	鞭虫卵	—	1：阳性 2：阴性	映射	是	否
6.9.14	粪便检查	脂肪球	—	1：阳性 2：阴性	映射	是	否

续表

序号	子模块	数据元名称	单位	值域 / 数据类型	数据加工类型	可否为空	可否多选
6.9.15	粪便检查	隐血试验	—	1: + 2: ++ 3: +++ 4: ++++	映射	是	否

6.10 尿液检查

序号	子模块	数据元名称	单位	值域 / 数据类型	数据加工类型	可否为空	可否多选
6.10.1	尿液检查	病案号	—	文本	结构化	是	否
6.10.2	尿液检查	检查时间	—	YYYY-MM-DD-HH-MM	结构化	是	否
6.10.3	尿液检查	颜色	—	文本	结构化	是	否
6.10.4	尿液检查	透明度	—	文本	结构化	是	否
6.10.5	尿液检查	蛋白质	—	1: + 2: ++ 3: +++ 4: ++++	映射	是	否
6.10.6	尿液检查	隐血试验或红细胞	—	1: + 2: ++ 3: +++ 4: ++++	映射	是	否
6.10.7	尿液检查	白细胞	—	1: 阳性 2: 阴性	映射	是	否

续表

序号	子模块	数据元名称	单位	值域/数据类型	数据加工类型	可否为空	可否多选
6.10.8	尿液检查	亚硝酸盐	—	1：阳性 2：阴性	映射	是	否
6.10.9	尿液检查	比重	—	数值	结构化	是	否
6.10.10	尿液检查	酸碱值	—	数值	结构化	是	否
6.10.11	尿液检查	尿糖	—	1：+ 2：++ 3：+++ 4：++++	映射	是	否
6.10.12	尿液检查	尿酮体	—	1：+ 2：++ 3：+++ 4：++++	映射	是	否
6.10.13	尿液检查	胆红素	—	1：阳性 2：阴性	映射	是	否
6.10.14	尿液检查	尿胆原	—	1：阳性 2：阴性	映射	是	否
6.10.15	尿液检查	红细胞计数	/μL	数值	结构化	是	否
6.10.16	尿液检查	红细胞	/HP	数值	结构化	是	否
6.10.17	尿液检查	白细胞计数	/μL	数值	结构化	是	否
6.10.18	尿液检查	白细胞	/HP	数值	结构化	是	否
6.10.19	尿液检查	上皮细胞计数	/μL	数值	结构化	是	否
6.10.20	尿液检查	上皮细胞	/HP	数值	结构化	是	否
6.10.21	尿液检查	管型计数	/μL	数值	结构化	是	否

续表

序号	子模块	数据元名称	单位	值域/数据类型	数据加工类型	可否为空	可否多选
6.10.22	尿液检查	管型	/LP	数值	结构化	是	否
6.10.23	尿液检查	结晶	/HP	数值	结构化	是	否
6.10.24	尿液检查	黏液	/HP	数值	结构化	是	否
6.10.25	尿液检查	尿肌酐	mmol/L	数值	结构化	是	否
6.10.26	尿液检查	尿钾	mmol/L	数值	结构化	是	否
6.10.27	尿液检查	尿钠	mmol/L	数值	结构化	是	否
6.10.28	尿液检查	尿氯	mmol/L	数值	结构化	是	否
6.10.29	尿液检查	尿钙	mmol/L	数值	结构化	是	否
6.10.30	尿液检查	尿镁	mmol/L	数值	结构化	是	否
6.10.31	尿液检查	尿磷	mmol/L	数值	结构化	是	否
6.10.32	尿液检查	维生素 C	mg/L	数值	结构化	是	否

6.11　脑脊液检查

序号	子模块	数据元名称	单位	值域/数据类型	数据加工类型	可否为空	可否多选
6.11.1	脑脊液检查	病案号	—	文本	结构化	是	否
6.11.2	脑脊液检查	检查时间	—	YYYY-MM-DD-HH-MM	结构化	是	否
6.11.3	脑脊液检查	颜色	—	文本	结构化	是	否
6.11.4	脑脊液检查	透明度	—	文本	结构化	是	否

续表

序号	子模块	数据元名称	单位	值域 / 数据类型	数据加工类型	可否为空	可否多选
6.11.5	脑脊液检查	凝块	—	1：阳性 2：阴性	映射	是	否
6.11.6	脑脊液检查	压力	kPa	数值	结构化	是	否
6.11.7	脑脊液检查	白细胞计数	×10^6/L	数值	结构化	是	否
6.11.8	脑脊液检查	淋巴细胞百分比	%	数值	结构化	是	否
6.11.9	脑脊液检查	单核细胞百分比	%	数值	结构化	是	否
6.11.10	脑脊液检查	红细胞计数	×10^6/L	数值	结构化	是	否
6.11.11	脑脊液检查	脑脊液蛋白定性	—	1：阳性 2：阴性	映射	是	否
6.11.12	脑脊液检查	脑脊液蛋白定量	mg/L	数值	结构化	是	否
6.11.13	脑脊液检查	比重	—	数值	结构化	是	否
6.11.14	脑脊液检查	黏蛋白试验	—	1：阳性 2：阴性	映射	是	否
6.11.15	脑脊液检查	葡萄糖	mmol/L	数值	结构化	是	否
6.11.16	脑脊液检查	氯化物	mmol/L	数值	结构化	是	否
6.11.17	脑脊液检查	细菌	—	1：阳性 2：阴性	映射	是	否

6.12 胸腔积液检查

序号	子模块	数据元名称	单位	值域 / 数据类型	数据加工类型	可否为空	可否多选
6.12.1	胸腔积液检查	病案号	—	文本	结构化	是	否
6.12.2	胸腔积液检查	检查时间	—	YYYY-MM-DD-HH-MM	结构化	是	否
6.12.3	胸腔积液检查	外观	—	文本	结构化	是	否
6.12.4	胸腔积液检查	凝固性	—	文本	结构化	是	否
6.12.5	胸腔积液检查	酸碱值	—	数值	结构化	是	否
6.12.6	胸腔积液检查	比重	—	数值	结构化	是	否
6.12.7	胸腔积液检查	浆液黏蛋白定性实验	—	1：阳性 2：阴性	映射	是	否
6.12.8	胸腔积液检查	总蛋白量	g/L	数值	结构化	是	否
6.12.9	胸腔积液检查	胸腔积液总蛋白—血清总蛋白	—	数值	结构化	是	否
6.12.10	胸腔积液检查	血清—胸腔积液白蛋白梯度	g/L	数值	结构化	是	否
6.12.11	胸腔积液检查	白细胞计数	10^9/L	数值	结构化	是	否
6.12.12	胸腔积液检查	红细胞计数	10^9/L	数值	结构化	是	否
6.12.13	胸腔积液检查	乳酸脱氢酶	U/L	数值	结构化	是	否
6.12.14	胸腔积液检查	胸腔积液乳酸脱氢酶—血清乳酸脱氢酶	—	数值	结构化	是	否
6.12.15	胸腔积液检查	葡萄糖	mmol/L	数值	结构化	是	否
6.12.16	胸腔积液检查	胸腔积液葡萄糖—血清葡萄糖	—	数值	结构化	是	否
6.12.17	胸腔积液检查	溶菌酶	μg/L	数值	结构化	是	否
6.12.18	胸腔积液检查	细菌	—	1：阳性 2：阴性	映射	是	否
6.12.19	胸腔积液检查	肿瘤细胞	—	1：阳性 2：阴性	映射	是	否

6.13 腹腔积液检查

序号	子模块	数据元名称	单位	值域/数据类型	数据加工类型	可否为空	可否多选
6.13.1	腹腔积液检查	病案号	—	文本	结构化	是	否
6.13.2	腹腔积液检查	检查时间	—	YYYY-MM-DD-HH-MM	结构化	是	否
6.13.3	腹腔积液检查	外观	—	文本	结构化	是	否
6.13.4	腹腔积液检查	凝固性	—	文本	结构化	是	否
6.13.5	腹腔积液检查	酸碱值	—	数值	结构化	是	否
6.13.6	腹腔积液检查	比重	—	数值	结构化	是	否
6.13.7	腹腔积液检查	浆液黏蛋白定性实验	—	1：阳性 2：阴性	映射	是	否
6.13.8	腹腔积液检查	总蛋白量	g/L	数值	结构化	是	否
6.13.9	腹腔积液检查	腹腔积液总蛋白—血总蛋白	—	数值	结构化	是	否
6.13.10	腹腔积液检查	清蛋白梯度	g/L	数值	结构化	是	否
6.13.11	腹腔积液检查	葡萄糖	mmol/L	数值	结构化	是	否
6.13.12	腹腔积液检查	乳酸脱氢酶	U/L	数值	结构化	是	否
6.13.13	腹腔积液检查	腹腔积液乳酸脱氢酶—血清乳酸脱氢酶	—	数值	结构化	是	否
6.13.14	腹腔积液检查	细胞总数	$\times 10^6$/L	数值	结构化	是	否
6.13.15	腹腔积液检查	白细胞计数	$\times 10^6$/L	数值	结构化	是	否
6.13.16	腹腔积液检查	红细胞计数	$\times 10^6$/L	数值	结构化	是	否
6.13.17	腹腔积液检查	细菌	—	1：阳性 2：阴性	映射	是	否
6.13.18	腹腔积液检查	肿瘤细胞	—	1：阳性 2：阴性	映射	是	否

6.14　心包积液检查

序号	子模块	数据元名称	单位	值域/数据类型	数据加工类型	可否为空	可否多选
6.14.1	心包积液检查	病案号	—	文本	结构化	是	否
6.14.2	心包积液检查	检查时间	—	YYYY-MM-DD-HH-MM	结构化	是	否
6.14.3	心包积液检查	外观	—	文本	结构化	是	否
6.14.4	心包积液检查	凝固性	—	文本	结构化	是	否
6.14.5	心包积液检查	酸碱值	—	数值	结构化	是	否
6.14.6	心包积液检查	比重	—	数值	结构化	是	否
6.14.7	心包积液检查	浆液黏蛋白定性实验	—	1：阳性 2：阴性	映射	是	否
6.14.8	心包积液检查	总蛋白量	g/L	数值	结构化	是	否
6.14.9	心包积液检查	葡萄糖	mmol/L	数值	结构化	是	否
6.14.10	心包积液检查	氯	mmol/L	数值	结构化	是	否
6.14.11	心包积液检查	白细胞计数	$\times 10^6$/L	数值	结构化	是	否
6.14.12	心包积液检查	红细胞计数	$\times 10^6$/L	数值	结构化	是	否
6.14.13	心包积液检查	分类淋巴细胞	%	数值	结构化	是	否
6.14.14	心包积液检查	分类多核细胞	%	数值	结构化	是	否
6.14.15	心包积液检查	细菌	—	1：阳性 2：阴性	映射	是	否
6.14.16	心包积液检查	肿瘤细胞	—	1：阳性 2：阴性	映射	是	否

●　**参考标准**　●

[1] 中华人民共和国卫生行业标准 WS 445.10—2014 电子病历基本数据集　第 10 部分：住院病案首页.

[2] 2022 心肺复苏与心血管急救科学和治疗建议国际共识解读.

[3] 2020 美国心脏协会心肺复苏和心血管急救指南.

[4] 2021 欧洲复苏委员会指南：特殊情况下的心脏骤停.

[5] 2021 成人心脏骤停后综合征诊断和治疗中国急诊专家共识.

[6] 2021 心脏骤停基层诊疗指南.

[7] 万学红，卢雪峰. 诊断学 [M]. 9 版. 北京：人民卫生出版社，2018.

[8] 医学数据智能平台.

7 特殊检查

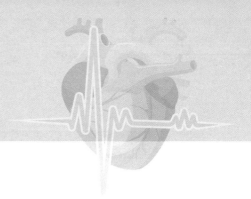

7.1 胸部 X 线

序号	子模块	数据元名称	单位	值域 / 数据类型	数据加工类型	可否为空	可否多选
7.1.1	胸部 X 线	病案号	—	文本	结构化	是	否
7.1.2	胸部 X 线	检查时间	—	YYYY-MM-DD-HH-MM	结构化	是	否
7.1.3	胸部 X 线	有无骨折	—	1：有 2：无 3：不明	映射	是	否
7.1.4	胸部 X 线	骨折部位	—	文本	结构化	是	否
7.1.5	胸部 X 线	有无感染	—	1：有 2：无 3：不明	映射	是	否
7.1.6	胸部 X 线	感染部位	—	文本	结构化	是	否
7.1.7	胸部 X 线	有无胸腔积液	—	1：有 2：无 3：不明	映射	是	否
7.1.8	胸部 X 线	胸腔积液量	—	1：少量 2：中量 3：大量 4：不明	映射	是	否

续表

序号	子模块	数据元名称	单位	值域 / 数据类型	数据加工类型	可否为空	可否多选
7.1.9	胸部X线	有无气胸	—	1：有 2：无 3：不明	映射	是	否
7.1.10	胸部X线	气胸量	%	数值	结构化	是	否

7.2 胸部CT

序号	子模块	数据元名称	单位	值域 / 数据类型	数据加工类型	可否为空	可否多选
7.2.1	胸部CT	病案号	—	文本	结构化	是	否
7.2.2	胸部CT	检查时间	—	YYYY-MM-DD-HH-MM	结构化	是	否
7.2.3	胸部CT	有无骨折	—	1：有 2：无 3：不明	映射	是	否
7.2.4	胸部CT	骨折部位	—	文本	结构化	是	否
7.2.5	胸部CT	有无感染	—	1：有 2：无 3：不明	映射	是	否
7.2.6	胸部CT	感染部位	—	文本	结构化	是	否
7.2.7	胸部CT	有无心包积液	—	1：有 2：无 3：不明	映射	是	否
7.2.8	胸部CT	心包积液宽度	mm	数值	结构化	是	否

序号	子模块	数据元名称	单位	值域 / 数据类型	数据加工类型	可否为空	可否多选
7.2.9	胸部 CT	有无胸腔积液	—	1：有 2：无 3：不明	映射	是	否
7.2.10	胸部 CT	胸腔积液量	—	1：少量 2：中量 3：大量 4：不明	映射	是	否
7.2.11	胸部 CT	有无气胸	—	1：有 2：无 3：不明	映射	是	否
7.2.12	胸部 CT	气胸量	%	数值	结构化	是	否

7.3　头颅 CT

序号	子模块	数据元名称	单位	值域 / 数据类型	数据加工类型	可否为空	可否多选
7.3.1	头颅 CT	病案号	—	文本	结构化	是	否
7.3.2	头颅 CT	检查时间	—	YYYY-MM-DD-HH-MM	结构化	是	否
7.3.3	头颅 CT	有无骨折	—	1：有 2：无 3：不明	映射	是	否
7.3.4	头颅 CT	骨折部位	—	文本	结构化	是	否

续表

序号	子模块	数据元名称	单位	值域 / 数据类型	数据加工类型	可否为空	可否多选
7.3.5	头颅 CT	有无出血	—	1：有 2：无 3：不明	映射	是	否
7.3.6	头颅 CT	出血量	ml	数值	结构化	是	否
7.3.7	头颅 CT	出血部位	—	文本	结构化	是	否
7.3.8	头颅 CT	有无血栓栓塞	—	1：有 2：无 3：不明	映射	是	否
7.3.9	头颅 CT	血栓栓塞部位	—	文本	结构化	是	否
7.3.10	头颅 CT	有无颅内水肿	—	1：有 2：无 3：不明	映射	是	否
7.3.11	头颅 CT	左视神经鞘直径	mm	数值	结构化	是	否
7.3.12	头颅 CT	右视神经鞘直径	mm	数值	结构化	是	否

7.4 颅脑超声

序号	子模块	数据元名称	单位	值域 / 数据类型	数据加工类型	可否为空	可否多选
7.4.1	颅脑超声	病案号	—	文本	结构化	是	否
7.4.2	颅脑超声	检查时间	—	YYYY-MM-DD-HH-MM	结构化	是	否

序号	子模块	数据元名称	单位	值域/数据类型	数据加工类型	可否为空	可否多选
7.4.3	颅脑超声	左侧视神经鞘宽度	mm	数值	结构化	是	否
		右侧视神经鞘宽度	mm	数值	结构化	是	否
7.4.4	颅脑超声	左侧大脑中动脉收缩期血流速度	cm/s	数值	结构化	是	否
		右侧大脑中动脉收缩期血流速度	cm/s	数值	结构化	是	否
7.4.5	颅脑超声	左侧大脑中动脉舒张期血流速度	cm/s	数值	结构化	是	否
		右侧大脑中动脉平均血流速度	cm/s	数值	结构化	是	否
7.4.6	颅脑超声	左侧大脑中动脉平均血流速度	cm/s	数值	结构化	是	否
		右侧大脑中动脉平均血流速度	cm/s	数值	结构化	是	否
7.4.7	颅脑超声	左侧搏动指数（PI）	—	数值	结构化	是	否
		右侧搏动指数（PI）	—	数值	结构化	是	否
7.4.8	颅脑超声	左侧阻力指数（RI）	—	数值	结构化	是	否
		右侧阻力指数（RI）	—	数值	结构化	是	否
7.4.9	颅脑超声	左侧颈内动脉颅外段平均血流速度	cm/s	数值	结构化	是	否
		右侧颈内动脉颅外段平均血流速度	cm/s	数值	结构化	是	否
7.4.10	颅脑超声	左侧 Lindegaard 指数（LR）	—	数值	结构化	是	否
		右侧 Lindegaard 指数（LR）	—	数值	结构化	是	否

7.5 肺部超声

序号	子模块	数据元名称	单位	值域 / 数据类型	数据加工类型	可否为空	可否多选
7.5.1	肺部超声	病案号	—	文本	结构化	是	否
7.5.2	肺部超声	检查时间	—	YYYY-MM-DD-HH-MM	结构化	是	否
7.5.3	肺部超声	左肺上蓝点	—	1：A 线 2：B3 线 3：B7 线 4：积液 5：实变 6：气胸	映射	是	否
		右肺上蓝点	—	1：A 线 2：B3 线 3：B7 线 4：积液 5：实变 6：气胸	映射	是	否
7.5.4	肺部超声	左肺下蓝点	—	1：A 线 2：B3 线 3：B7 线 4：积液 5：实变 6：气胸	映射	是	否
		右肺下蓝点	—	1：A 线 2：B3 线 3：B7 线 4：积液 5：实变 6：气胸	映射	是	否

续表

序号	子模块	数据元名称	单位	值域 / 数据类型	数据加工类型	可否为空	可否多选
7.5.5	肺部超声	左肺膈肌点	—	1：A 线 2：B3 线 3：B7 线 4：积液 5：实变 6：气胸	映射	是	否
		右肺膈肌点	—	1：A 线 2：B3 线 3：B7 线 4：积液 5：实变 6：气胸	映射	是	否
7.5.6	肺部超声	左肺 PLAS 点	—	1：A 线 2：B3 线 3：B7 线 4：积液 5：实变 6：气胸	映射	是	否
		右肺 PLAS 点	—	1：A 线 2：B3 线 3：B7 线 4：积液 5：实变 6：气胸	映射	是	否

续表

序号	子模块	数据元名称	单位	值域 / 数据类型	数据加工类型	可否为空	可否多选
7.5.7	肺部超声	左肺后蓝点	—	1：A 线 2：B3 线 3：B7 线 4：积液 5：实变 6：气胸	映射	是	否
		右肺后蓝点	—	1：A 线 2：B3 线 3：B7 线 4：积液 5：实变 6：气胸	映射	是	否

7.6 膈肌超声

序号	子模块	数据元名称	单位	值域 / 数据类型	数据加工类型	可否为空	可否多选
7.6.1	膈肌超声	病案号	—	文本	结构化	是	否
7.6.2	膈肌超声	检查时间	—	YYYY-MM-DD-HH-MM	结构化	是	否
7.6.3	膈肌超声	左侧膈肌活动度	mm	数值	结构化	是	否
		右侧膈肌活动度	mm	数值	结构化	是	否
7.6.4	膈肌超声	左侧吸气末膈肌厚度	mm	数值	结构化	是	否
		右侧吸气末膈肌厚度	mm	数值	结构化	是	否

序号	子模块	数据元名称	单位	值域 / 数据类型	数据加工类型	可否为空	可否多选
7.6.5	膈肌超声	左侧呼气末膈肌厚度	mm	数值	结构化	是	否
		右侧呼气末膈肌厚度	mm	数值	结构化	是	否
7.6.6	膈肌超声	左侧增厚率	%	数值	结构化	是	否
		右侧增厚率	%	数值	结构化	是	否

7.7 心脏超声

序号	子模块	数据元名称	单位	值域 / 数据类型	数据加工类型	可否为空	可否多选
7.7.1	心脏超声	病案号	—	文本	结构化	是	否
7.7.2	心脏超声	检查时间	—	YYYY-MM-DD-HH-MM	结构化	是	否
7.7.3	心脏超声	IVC 直径	mm	数值	结构化	是	否
7.7.4	心脏超声	IVC 变异度	%	数值	结构化	是	否
7.7.5	心脏超声	IVC 短轴	—	1：圆形 2：水滴形 3：塌陷 4：不明	映射	是	否
7.7.6	心脏超声	心包积液	—	1：有 2：无 3：不明	映射	是	否
7.7.7	心脏超声	心包积液宽度	mm	数值	结构化	是	否

续表

序号	子模块	数据元名称	单位	值域 / 数据类型	数据加工类型	可否为空	可否多选
7.7.8	心脏超声	三尖瓣反流峰流速	cm/s	数值	结构化	是	否
7.7.9	心脏超声	三尖瓣反流峰压差	mmHg	数值	结构化	是	否
7.7.10	心脏超声	三尖瓣环收缩期位移 (TAPSE)	mm	数值	结构化	是	否
7.7.11	心脏超声	二尖瓣舒张早期血流峰速度（E）	cm/s	数值	结构化	是	否
7.7.12	心脏超声	二尖瓣舒张晚期血流峰速度（A）	cm/s	数值	结构化	是	否
7.7.13	心脏超声	E/A	—	数值	结构化	是	否
7.7.14	心脏超声	e'（med）	cm/s	数值	结构化	是	否
7.7.15	心脏超声	a'（med）	cm/s	数值	结构化	是	否
7.7.16	心脏超声	E/e'（med）	—	数值	结构化	是	否
7.7.17	心脏超声	e'（lat）	cm/s	数值	结构化	是	否
7.7.18	心脏超声	a'（lat）	cm/s	数值	结构化	是	否
7.7.19	心脏超声	E/e'（lat）	—	数值	结构化	是	否
7.7.20	心脏超声	s'(med)	cm	数值	结构化	是	否
7.7.21	心脏超声	s'（lat）	cm	数值	结构化	是	否
7.7.22	心脏超声	二尖瓣环收缩期位移 (MAPSE)	mm	数值	结构化	是	否
7.7.23	心脏超声	左心室流出道血流速度 - 时间积分（VTI）	s	数值	结构化	是	否
7.7.24	心脏超声	射血分数（EF）	%	数值	结构化	是	否

7.8　胃肠道超声

序号	子模块	数据元名称	单位	值域 / 数据类型	数据加工类型	可否为空	可否多选
7.8.1	胃肠道超声	病案号	—	文本	结构化	是	否
7.8.2	胃肠道超声	检查时间	—	YYYY-MM-DD-HH-MM	结构化	是	否
7.8.3	胃肠道超声	胃窦	—	文本	结构化	是	否
7.8.4	胃肠道超声	胃底	—	文本	结构化	是	否
7.8.5	胃肠道超声	空肠	—	文本	结构化	是	否
7.8.6	胃肠道超声	回肠	—	文本	结构化	是	否
7.8.7	胃肠道超声	左半结肠	—	文本	结构化	是	否
7.8.8	胃肠道超声	右半结肠	—	文本	结构化	是	否

7.9　肾脏超声

序号	子模块	数据元名称	单位	值域 / 数据类型	数据加工类型	可否为空	可否多选
7.9.1	肾脏超声	病案号	—	文本	结构化	是	否
7.9.2	肾脏超声	检查时间	—	YYYY-MM-DD-HH-MM	结构化	是	否
7.9.3	肾脏超声	左肾长径（上下径）	mm	数值	结构化	是	否
		右肾长径（上下径）	mm	数值	结构化	是	否
7.9.4	肾脏超声	左肾宽径（左右径）	mm	数值	结构化	是	否
		右肾宽径（左右径）	mm	数值	结构化	是	否

续表

序号	子模块	数据元名称	单位	值域 / 数据类型	数据加工类型	可否为空	可否多选
7.9.5	肾脏超声	左肾厚度（前后径）	mm	数值	结构化	是	否
		右肾厚度（前后径）	mm	数值	结构化	是	否
7.9.6	肾脏超声	左肾血流分级	—	1：丰富（良好） 2：尚可 3：减少 4：稀疏 5：消失	映射	是	否
	肾脏超声	右肾血流分级	—	1：丰富（良好） 2：尚可 3：减少 4：稀疏 5：消失	映射	是	否
7.9.7	肾脏超声	左肾阻力指数	—	数值	结构化	是	否
		右肾阻力指数	—	数值	结构化	是	否

7.10 血管超声

序号	子模块	数据元名称	单位	值域 / 数据类型	数据加工类型	可否为空	可否多选
7.10.1	血管超声	病案号	—	文本	结构化	是	否
7.10.2	血管超声	检查时间	—	YYYY-MM-DD-HH-MM	结构化	是	否
7.10.3	血管超声	有无静脉内血栓形成	—	1：有 2：无 3：不明	映射	是	否

序号	子模块	数据元名称	单位	值域 / 数据类型	数据加工类型	可否为空	可否多选
7.10.4	血管超声	栓塞部位	—	文本	结构化	是	否
7.10.5	血管超声	血栓长度	mm	数值	结构化	是	否
7.10.6	血管超声	有无动脉斑块形成	—	1：有 2：无 3：不明	映射	是	否
7.10.7	血管超声	斑块部位	—	文本	结构化	是	否
7.10.8	血管超声	斑块长度	mm	数值	结构化	是	否
7.10.9	血管超声	斑块宽度	mm	数值	结构化	是	否

7.11 脑氧监测

序号	子模块	数据元名称	单位	值域 / 数据类型	数据加工类型	可否为空	可否多选
7.11.1	脑氧监测	病案号	—	文本	结构化	是	否
7.11.2	脑氧监测	检查时间	—	YYYY-MM-DD-HH-MM	结构化	是	否
7.11.3	脑氧监测	左侧脑血氧浓度指数（rScO$_2$）	%	数值	结构化	是	否
		右侧脑血氧浓度指数（rScO$_2$）	%	数值	结构化	是	否
7.11.4	脑氧监测	左侧局部组织血氧饱和度（TOI）	%	数值	结构化	是	否
		右侧局部组织血氧饱和度（TOI）	%	数值	结构化	是	否
7.11.5	脑氧监测	左侧局部组织血红蛋白浓度指数（THI）	—	数值	结构化	是	否
		右侧局部组织血红蛋白浓度指数（THI）	—	数值	结构化	是	否

续表

序号	子模块	数据元名称	单位	值域 / 数据类型	数据加工类型	可否为空	可否多选
7.11.6	脑氧监测	左侧 TOI 相对变化量百分比（ΔTOI）	%	数值	结构化	是	否
		右侧 TOI 相对变化量百分比（ΔTOI）	%	数值	结构化	是	否
7.11.7	脑氧监测	左侧 THI 相对变化量百分比（ΔTHI）	%	数值	结构化	是	否
		右侧 THI 相对变化量百分比（ΔTHI）	%	数值	结构化	是	否

7.12 脑电监测

序号	子模块	数据元名称	单位	值域 / 数据类型	数据加工类型	可否为空	可否多选
7.12.1	脑电监测	病案号	—	文本	结构化	是	否
7.12.2	脑电监测	检查时间	—	YYYY-MM-DD-HH-MM	结构化	是	否
7.12.3	脑电监测	振幅整合脑电图（aEEG）评价 [a]	—	数值	映射	是	否
7.12.4	脑电监测	相对频带能量（RBP）评价	—	1：正常 2：轻度异常 3：重度异常 4：不明	映射	是	否
7.12.5	脑电监测	a 变异 [脑氧代谢（脑灌注）评价分级	—	1：很好 2：良好 3：一般 4：差 5：不明	映射	是	否
7.12.6	脑电监测	光谱熵（频谱熵）昏迷—镇静深度评价分级 [b]	—	数值	映射	是	否

【a】 脑电监测 – 振幅整合脑电图（aEEG）评价

代码	振幅整合脑电图（aEEG）评价
1	正常
2	轻度异常
3	重度异常
4	脑死亡
5	特殊重度异常 (癫痫状态)
6	特殊重度异常（暴发—致）
7	不明

【b】 脑电监测 – 光谱熵（频谱熵）昏迷 - 镇静深度评价分级

代码	光谱熵（频谱熵）昏迷 - 镇静深度评价分级
1	有意识
2	昏睡
3	中浅度昏迷—镇静
4	深度昏迷—镇静
5	重度昏迷—镇静
6	不明

7.13　心电图

序号	子模块	数据元名称	单位	值域 / 数据类型	数据加工类型	可否为空	可否多选
7.13.1	心电图	病案号	—	文本	结构化	是	否
7.13.2	心电图	检查时间	—	YYYY-MM-DD-HH-MM	结构化	是	否
7.13.3	心电图	心率	（次 / 分）	数值	结构化	是	否
7.13.4	心电图	心律	—	1: 齐 2: 不齐 3: 不明	映射	是	否
7.13.5	心电图	诊断		文本	结构化	是	否

● 参考标准 ●

[1] 中华人民共和国卫生行业标准 WS 445.10—2014 电子病历基本数据集 第 4 部分：检查检验记录.

[2] 电子病历共享文档规范 - 第 32 部分：住院病案首页（WS/T 500.32—2016）.

[3] 2021 成人心脏骤停后综合征诊断和治疗中国急诊专家共识.

[4] 2021 心脏骤停基层诊疗指南.

[5] 2016 中国重症超声专家共识.

[6] 2018 重症超声临床应用技术规范.

[7] 2019 心电图诊断术语规范化中国专家共识.

[8] 万学红，卢雪峰. 诊断学 [M]. 9 版. 北京：人民卫生出版社，2018.

[9] 医学数据智能平台.

8 治 疗

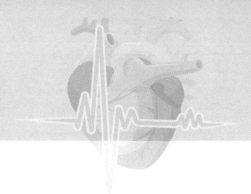

8.1 复苏期间药物医嘱

序号	子模块	数据元名称	单位	值域 / 数据类型	数据加工类型	可否为空	可否多选
8.1.1	复苏期间药物医嘱	病案号	—	文本	结构化	否	否
8.1.2	复苏期间药物医嘱	有无用药	—	1：有 2：无 3：不明	映射	否	否
8.1.3	复苏期间药物医嘱	开始时间	—	YYYY-MM-DD-HH-MM	结构化	是	否
8.1.4	复苏期间药物医嘱	结束时间	—	YYYY-MM-DD-HH-MM	结构化	是	否
8.1.5	复苏期间药物医嘱	单次剂量	—	文本	结构化	是	否
8.1.6	复苏期间药物医嘱	给药途径[a]	—	数值	映射	是	是
8.1.7	复苏期间药物医嘱	频次[b]	—	数值	映射	是	是
8.1.8	复苏期间药物医嘱	ATC 分类 II 级（治疗学）	—	文本	结构化	是	否
8.1.9	复苏期间药物医嘱	ATC 分类 III 级（药理学）	—	文本	结构化	是	否
8.1.10	复苏期间药物医嘱	ATC 分类 IV 级（化学）	—	文本	结构化	是	否

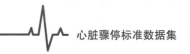

【a】 药物医嘱：给药途径

代码	给药途径
1	胃管鼻饲
2	空肠管鼻饲
3	肌肉注射
4	静脉注射
5	静脉滴注
6	骨髓腔输液
7	其他

【b】 药物医嘱：频次

代码	药物医嘱频次
1	每日一次（qd）
2	每日两次（bid）
3	每日三次（tid）
4	n 小时 / 次（qnh）
5	每晚一次（qn）
6	其他

8.2 复苏后药物医嘱

序号	子模块	数据元名称	单位	值域 / 数据类型	数据加工类型	可否为空	可否多选
8.2.1	复苏后药物医嘱	病案号	—	文本	结构化	否	否
8.2.2	复苏后药物医嘱	有无用药	—	1：有 2：无 3：不明	映射	否	否
8.2.3	复苏后药物医嘱	开始时间	—	YYYY-MM-DD-HH-MM	结构化	是	否
8.2.4	复苏后药物医嘱	结束时间	—	YYYY-MM-DD-HH-MM	结构化	是	否
8.2.5	复苏后药物医嘱	单次剂量	—	数值	结构化	是	否
8.2.6	复苏后药物医嘱	给药途径[a]	—	数值	映射	是	是

序号	子模块	数据元名称	单位	值域 / 数据类型	数据加工类型	可否为空	可否多选
8.2.7	复苏后药物医嘱	频次[b]	—	数值	映射	是	是
8.2.8	复苏后药物医嘱	ATC 分类 II 级（治疗学）	—	文本	结构化	是	否
8.2.9	复苏后药物医嘱	ATC 分类 III 级（药理学）	—	文本	结构化	是	否
8.2.10	复苏后药物医嘱	ATC 分类 IV 级（化学）	—	文本	结构化	是	否

【a】 药物医嘱：给药途径

代码	给药途径
1	胃管鼻饲
2	空肠管鼻饲
3	肌肉注射
4	静脉注射
5	静脉滴注
6	骨髓腔输液
7	其他

【b】 药物医嘱：频次

代码	频次
1	每日一次（qd）
2	每日两次（bid）
3	每日三次（tid）
4	n 小时 / 次（qnh）
5	每晚一次（qn）
6	其他

8.3 目标体温管理

序号	子模块	数据元名称	单位	值域／数据类型	数据加工类型	可否为空	可否多选
8.3.1	目标体温管理	病案号	—	文本	结构化	否	否
8.3.2	目标体温管理	开始时间	—	YYYY-MM-DD-HH-MM	结构化	是	否
8.3.3	目标体温管理	结束时间	—	YYYY-MM-DD-HH-MM	结构化	是	否
8.3.4	目标体温管理	诱导时间	h	数值	结构化	是	否
8.3.5	目标体温管理	维持时间	h	数值	结构化	是	否
8.3.6	目标体温管理	复温时间	h	数值	结构化	是	否
8.3.7	目标体温管理	入院体温	℃	数值	结构化	是	否
8.3.8	目标体温管理	目标体温	℃	数值	结构化	是	否
8.3.9	目标体温管理	降温方式 [a]	—	数值	映射	是	是
8.3.10	目标体温管理	体温检测方式	—	1：膀胱 2：直肠 3：食道 4：鼓膜 5：其他	映射	是	是
8.3.11	目标体温管理	并发症 [b]	—	数值	映射	是	是

【a】 降温方式

代码	降温方式
1	冰盐水
2	冰毯
3	血管内降温
4	连续肾脏替代疗法
5	体外膜肺氧合
6	药物
7	其他

【b】 并发症

代码	并发症
1	心律失常
2	凝血功能异常
3	电解质异常
4	出血
5	感染
6	寒颤
7	血糖异常
8	其他

8.4 经皮冠状动脉介入治疗

序号	子模块	数据元名称	单位	值域/数据类型	数据加工类型	可否为空	可否多选
8.4.1	经皮冠状动脉介入治疗	病案号	—	文本	结构化	否	否
8.4.2	经皮冠状动脉介入治疗	介入时间	—	YYYY-MM-DD-HH-MM	结构化	是	否
8.4.3	经皮冠状动脉介入治疗	有无植入支架	—	1：有 2：无 3：不明	映射	是	否
8.4.4	经皮冠状动脉介入治疗	再通时间	—	YYYY-MM-DD-HH-MM	结构化	是	否
8.4.5	经皮冠状动脉介入治疗	造影结果	—	文本	结构化	是	否
8.4.6	经皮冠状动脉介入治疗	并发症	—	1：穿孔 2：冠状动脉夹层 3：血流动力学紊乱 4：血栓 5：其他	映射	是	是

8.5　连续性肾脏替代治疗

序号	子模块	数据元名称	单位	值域/数据类型	数据加工类型	可否为空	可否多选
8.5.1	连续性肾脏替代治疗	病案号	—	文本	结构化	否	否
8.5.2	连续性肾脏替代治疗	上机时间	—	YYYY-MM-DD-HH-MM	结构化	是	否
8.5.3	连续性肾脏替代治疗	下机时间	—	YYYY-MM-DD-HH-MM	结构化	是	否
8.5.4	连续性肾脏替代治疗	治疗模式[a]	—	数值	映射	是	是
8.5.5	连续性肾脏替代治疗	抗凝方式[b]	—	数值	映射	是	是
8.5.6	连续性肾脏替代治疗	抗凝负荷剂量	—	数值	结构化	是	否
8.5.7	连续性肾脏替代治疗	抗凝维持剂量	—	数值	结构化	是	否
8.5.8	连续性肾脏替代治疗	累积超滤量	ml	数值	结构化	是	否

【a】　连续性肾脏替代治疗：治疗模式

代码	连续性肾脏替代治疗：治疗模式
1	连续性静脉 - 静脉血液滤过（CVVH）
2	连续性静脉 - 静脉血液透析（CVVHD）
3	连续性静脉 - 静脉血液透析滤过（CVVHDF）
4	血浆置换（PE）
5	双重血浆分子吸附（DPMAS）
6	其他

【b】　连续性肾脏替代治疗：抗凝方式

代码	连续性肾脏替代治疗：抗凝方式
1	普通肝素
2	低分子量肝素
3	枸橼酸钠
4	阿加曲班
5	甲磺酸萘莫司他
6	无抗凝
7	其他

8.6 主动脉内球囊反搏术

序号	子模块	数据元名称	单位	值域 / 数据类型	数据加工类型	可否为空	可否多选
8.6.1	主动脉内球囊反搏术	病案号	—	文本	结构化	否	否
8.6.2	主动脉内球囊反搏术	置入时间	—	YYYY-MM-DD-HH-MM	结构化	是	否
8.6.3	主动脉内球囊反搏术	撤离时间	—	YYYY-MM-DD-HH-MM	结构化	是	否
8.6.4	主动脉内球囊反搏术	并发症[a]	—	数值	映射	是	是

【a】 主动脉内球囊反搏术并发症

代码		代码	主动脉内球囊反搏术并发症
1	穿刺部位出血和血肿	5	血小板减少
2	肢体缺血	6	主动脉夹层
3	感染	7	血栓
4	球囊穿孔	8	其他

8.7 机械通气

序号	子模块	数据元名称	单位	值域 / 数据类型	数据加工类型	可否为空	可否多选
8.7.1	机械通气	病案号	—	文本	结构化	否	否
8.7.2	机械通气	开始时间	—	YYYY-MM-DD-HH-MM	结构化	是	否

续表

序号	子模块	数据元名称	单位	值域 / 数据类型	数据加工类型	可否为空	可否多选
8.7.3	机械通气	停止时间	—	YYYY-MM-DD-HH-MM	结构化	是	否
8.7.4	机械通气	有无再次插管	—	1：有 2：无 3：不明	映射	是	否
8.7.5	机械通气	有无气管切开	—	1：有 2：无 3：不明	映射	是	否
8.7.6	机械通气	拔管后序贯	—	1：无创 2：高流量 3：鼻导管—面罩 4：其他 5：不明	映射	是	是

8.8　体外膜肺氧合

序号	子模块	数据元名称	单位	值域 / 数据类型	数据加工类型	可否为空	可否多选
8.8.1	体外膜肺氧合	病案号	—	文本	结构化	否	否
8.8.2	体外膜肺氧合	模式	—	1：静 - 静脉（V-V） 2：静 - 动脉（V-A）	映射	是	是
8.8.3	体外膜肺氧合	是否接受 ECPR	—	1：是 2：否 3：不明	映射	是	否
8.8.4	体外膜肺氧合	开始建立时间	—	YYYY-MM-DD-HH-MM	结构化	是	否

序号	子模块	数据元名称	单位	值域／数据类型	数据加工类型	可否为空	可否多选
8.8.5	体外膜肺氧合	建立完成时间	—	YYYY-MM-DD-HH-MM	结构化	是	否
8.8.6	体外膜肺氧合	撤离时间	—	YYYY-MM-DD-HH-MM	结构化	是	否
8.8.7	体外膜肺氧合	远端灌注管	—	1：有 2：无 3：不明	映射	是	否
8.8.8	体外膜肺氧合	远端灌注管管径	F	数值	结构化	是	否
8.8.9	体外膜肺氧合	肝素速度	U/h	数值	结构化	是	否
8.8.10	体外膜肺氧合	置管方式	—	1：切开 2：穿刺 3：其他	映射	是	是
8.8.11	体外膜肺氧合	引血管位置[a]	—	数值	映射	是	是
8.8.12	体外膜肺氧合	引血管管径	F	数值	结构化	是	否
8.8.13	体外膜肺氧合	回血管位置[a]	—	数值	映射	是	是
8.8.14	体外膜肺氧合	回血管管径	F	数值	结构化	是	否
8.8.15	体外膜肺氧合	转速	转／分	数值	结构化	是	否
8.8.16	体外膜肺氧合	流量	L/min	数值	结构化	是	否
8.8.17	体外膜肺氧合	气流量	L/min	数值	结构化	是	否
8.8.18	体外膜肺氧合	氧浓度	%	数值	结构化	是	否
8.8.19	体外膜肺氧合	水箱温度	℃	数值	结构化	是	否
8.8.20	体外膜肺氧合	全血凝固时间	s	数值	结构化	是	否
8.8.21	体外膜肺氧合	活化部分凝血活酶时间	s	数值	结构化	是	否

续表

序号	子模块	数据元名称	单位	值域 / 数据类型	数据加工类型	可否为空	可否多选
8.8.22	体外膜肺氧合	红细胞压积	%	数值	结构化	是	否
8.8.23	体外膜肺氧合	血氧饱和度	%	数值	结构化	是	否

【 a 】 回血管位置

代码	体外膜肺氧合 – 引 / 回血管位置	代码	体外膜肺氧合 – 引 / 回血管位置
1	左股动脉	5	左颈内静脉
2	右股动脉	6	右颈内静脉
3	左股静脉	7	其他
4	右股静脉		

● **参考标准** ●

[1] 中华人民共和国卫生行业标准 WS 445.10—2014 电子病历基本数据集 第 5 部分：一般治疗处置记录.

[2] 电子病历共享文档规范 - 第 32 部分：住院病案首页（WS/T 500.32—2016）.

[3] 2021 成人心脏骤停后综合征诊断和治疗中国急诊专家共识.

[4] 2021 心脏骤停基层诊疗指南.

[5] 万学红, 卢雪峰. 诊断学 [M]. 9 版. 北京：人民卫生出版社，2018.

[6] 医学数据智能平台.

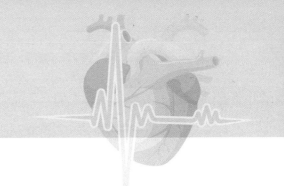

9 预 后

序号	数据元名称	值域 / 数据类型	数据加工类型	可否为空	可否多选
9.1	病案号	文本	结构化	否	否
9.2	疗效评价时间	YYYY-MM-DD-HH-MM	结构化	否	否
9.3	疗效评价结果	文本	结构化	否	否
9.4	是否于 ICU 内死亡	1：是 2：否 3：不明	映射	否	否
9.5	是否于院内死亡	1：是 2：否 3：不明	映射	否	否
9.6	是否于 28 天内死亡	1：是 2：否 3：不明	映射	否	否
9.7	是否于 90 天内死亡	1：是 2：否 3：不明	映射	否	否
9.8	28 天神经功能预后（CPC 评分）[a]	1：1 级 2：2 级 3：3 级 4：4 级 5：5 级 6：不明	映射	否	否

续表

序号	数据元名称	值域 / 数据类型	数据加工类型	可否为空	可否多选
9.9	90 天神经功能预后（CPC 评分）[a]	1：1 级 2：2 级 3：3 级 4：4 级 5：5 级 6：不明	映射	否	否
9.10	28 天神经功能预后（AVPU 评分）[b]	1：A 2：V 3：P 4：U 5：不明	映射	是	否
9.11	90 天神经功能预后（AVPU 评分）[b]	1：A 2：V 3：P 4：U 5：不明	映射	是	否

【a】 格拉斯哥 – 匹兹堡脑功能表现分级（CPC）

分级	脑功能变现	预后
CPC 1 级	脑功能完好：患者清醒警觉，有正常生活和工作能力	神经功能预后良好
CPC 2 级	中度脑功能残疾：患者清醒，可在特定环境中部分时间工作或独立完成日常活动	

续表

分级	脑功能变现	预后
CPC 3 级	严重脑功能残疾：患者清醒，但需依赖他人日常帮助，保留有限的认知力	神经功能预后不良
CPC 4 级	昏迷及植物状态：患者无知觉，对环境无意识，无认知力	
CPC 5 级	死亡：患者被确认脑死亡或传统标准认定的死亡	

【 b 】 AVPU 评分

缩写	描述	缩写	描述
A	反应灵敏	P	对疼痛刺激有反应
V	对声音刺激有反应	U	无反应

● **参考标准** ●

[1] 中华人民共和国卫生行业标准 WS 445.10—2014 电子病历基本数据集 第 5 部分：一般治疗处置记录.

[2] 电子病历共享文档规范 - 第 32 部分：住院病案首页（WS/T 500.32—2016）.

[3] 2021 成人心脏骤停后综合征诊断和治疗中国急诊专家共识.

[4] 2021 心脏骤停基层诊疗指南.

[5] 万学红，卢雪峰. 诊断学 [M]. 9 版. 北京：人民卫生出版社，2018.

[6] 医学数据智能平台.

子模块索引（按拼音排序）

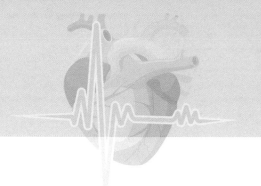

中英文注释（按文中出现顺序排序）

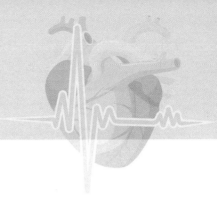

中文	英文
基本人口学信息	Demographic Information
既往史	Past Medical History
个人史	Personal History
手术	Operation
外伤	Trauma
治疗方式	Treatment
预后	Prognosis
传染病	Infectious Disease
过敏	Allergy
过敏原	Allergen
器官移植	Organ Transplantation
疫苗接种	Vaccination
心功能不全	Cardiac Insufficiency
肝功能不全	Hepatic Insufficiency
肾功能不全	Renal Insufficiency
高血压	Hypertension

续表

中文	英文
药物	Drug
糖尿病	Diabetes Mellitus
血糖	Blood Glucose
高脂血症	Hyperlipidemia
血脂	Blood Lipid
血管栓塞	Vascular Embolism
冠状动脉粥样硬化性心脏病	Coronary Atherosclerotic Heart Disease，CAHD
结缔组织	Connective Tissue
甲状腺	Thyroid
肿瘤	Tumor
良性	Benign
恶性	Malignant
病程	Course of Disease
靶向治疗	Targeted Therapy
放疗	Radiotherapy
化疗	Chemotherapy
宗教信仰	Religious Belief
疫区	Infectious Area
疫水	Infectious Water

中文	英文
吸烟	Smoking
饮酒	Alcohol Drinking
月经	Menstruation
经期	Menstrual Period
痛经	Dysmenorrhea
绝经	Menopause
怀孕	Gestation
足月产	Term Gestation
早产	Premature Delivery
流产	Abortion
家族史	Family History
亲属关系	Kinship
心脏骤停	Cardiac Arrest
患病年龄	Onset Age
遗传病	Hereditary Disease
体格检查	Physical Examination
身高	Height
体重	Weight
体重指数	Body Mass Index

续表

中文	英文
体表面积	Body Surface Area
发育	Development
体型	Somatotype
营养状态	Nutritional Status
皮肤	Skin
黏膜	Mucosa
苍白	Pallor
水肿	Edema
皮疹	Rash
皮下结节	Subcutaneous Nodes
淋巴结	Lymphatic
淋巴结肿大	Enlarged Lymph Nodes
隆起	Eminence
结膜	Conjunctiva
充血	Hyperaemia
结膜充血	Hyperemia of Conjunctiva
结膜黄染	Yellow Staining of Conjunctiva
眼球	Eyeball
眼球突出	Ophthalmocele

中文	英文
眼球凹陷	Eyeball Depression
眼球震颤	Ocular Tremor
角膜	Cornea
角膜色素环	Kayser-Fleischer Ring
巩膜	Sclera
巩膜黄染	Icteric Sclera
巩膜出血	Scleral Bleeding
瞳孔直径	Pupil Diameter
直接光反射	Direct Light Reflexes
间接光反射	Indirect Light Reflexes
外耳道	External Auditory Canal
溢液	Hydrorrhea
颈静脉	Jugular Vein
颈静脉怒张	Jugular Varicosity
甲状腺肿大	Thyromegaly
气管	Trachea
气管移位	Tracheal Displacement
胸廓	Chest
畸形	Malformation

续表

中文	英文
胸廓畸形	Thoracocyllosis
胸廓扩张度	Thoracic Expansion
胸膜摩擦感	Sense of Pleural Friction
叩诊音	Percussion Note
干啰音	Rhonchus Rhonchi
湿啰音	Moist Rales
胸膜摩擦音	Pleural Friction Rub
心尖搏动	Apical Impulse of Heart
心前区隆起	Precordial Prominence
心前区凹陷	Precordial Excavation
心前区震颤	Precardial Tremor
心包摩擦感	Sense of Pericardial Friction
心脏浊音	Dullness
心律失常	Arrhythmia
心脏杂音	Cardiac Murmur
额外心音	Extraheart Sound
心包摩擦音	Pericardial Friction Rub
周围血管征	Peripheral Vascular Sign
腹部	Abdomen

续表

中文	英文
腹部膨隆	Abdominal Distension
腹部凹陷	Abdominal Retraction
腹壁静脉	Thoracoepigastric Vein
静脉充盈	Vein Filling
腹壁静脉曲张	Subcutaneous Varicose Vein of Abdominal Wall
肠鸣音	Bowel Sound
反跳痛	Rebounding Pain
肝脏	Liver
墨菲征	Murphy Sign
脾脏	Spleen
不自主运动	Involuntary Movement
肌力	Muscle Strength
肌张力	Muscle Tension
角膜反射	Corneal Reflex
腹壁反射	Abdominal Reflex
提睾反射	Cremasteric Reflex
跖反射	Plantar Reflex
肛门反射	Anal Reflex
肱二头肌反射	Biceps Reflex

续表

中文	英文
肱三头肌反射	Triceps Reflex
桡骨膜反射	Radial Periosteal Reflex
膝反射	Knee Jerk
跟腱反射	Achilles Jerk
髌阵挛	Patellar Clomus
踝阵挛	Ankle Clonus
巴宾斯基征	Babinski Sign
奥本海姆征	Oppenheim Sign
戈登征	Gordon Sign
查多克征	Chaddock Sign
霍夫曼征	Hoffmann Sign
颈项强直	Stiff-Neck
克尼格征	Kerning Sign
布鲁辛斯基征	Brudzinski sign
心脏骤停相关信息	Information about Cardiac Arrest
院外心脏骤停	Out-Hospital Cardiac Arrest, OHCA
院内心脏骤停	In-Hospital Cardiac Arrest, IHCA
心肺复苏	Cardiopulmonary Resuscitation, CPR
自动体外除颤仪	Automated External Defibrillator, AED

中文	英文
生命体征	Vital Signs
体温	Temperature, T
心率	Heart Rate, HR
脉搏	Pulse, P
呼吸频率	Respiratory Rate, RR
血氧饱和度	Peripheral Capillary Oxygen Saturation, SpO_2
收缩压	Systolic Blood Pressure, SBP
舒张压	Diastolic Blood Pressure, DBP
平均动脉压	Mean Blood Pressure, MAP
中心静脉压	Central Venous Pressure, CVP
出入量	Intake and Output, I/O
意识状态	Consciousness
AVPU 分级	Alert, Verbal, Pain, Unresponsive, AVPU
GCS 评分	Glasgow Coma Scale, GCS
CPC 评分	Cerebral Performance Category, CPC
NRS 疼痛评分	Numerical Rating Scale, NRS
BPS 疼痛评分	Behavioral Pain Scale, BPS
CPOT 疼痛评分	Critical Care Pain Observation Tool, CPOT
RASS 镇静评分	Richmond Agitation and Sedation Scale, RASS

续表

中文	英文
SAS 镇静评分	Sedation-Agitation Scale, SAS
CAM-ICU 谵妄评分	Confusion Assessment Method for the ICU, CAM-ICU
ICDSC 谵妄评分	Intensive Care Delirium Screening Checklist, ICDSC
脉搏指示连续心排血量监测	Pulse-indicator Continuous Cardiac Output, PiCCO
全心舒张末期容积指数	Global End-Diastolic Volumn Index, GEDVI
胸腔内血容量指数	Intra-Thoracic Blood Volume Index, ITBVI
每搏量	Stroke Volume, SV
每搏量指数	Stroke Volume Index, SVI
每搏变异量	Stroke Volume Variation, SVV
脉压变异量	Pulse Pressure Variation, PPV
心排血量	Cardiac Output, CO
连续心排血量	Continuous Cardiac Output, CCO
心指数	Cardiac Index, CI
连续心指数	Continuous Cardiac Index, CCI
心功能指数	Cardiac Function Index, CFI
全心射血分数	Global Ejection Fraction, GEF
左心室收缩指数	dPmx
血管外肺水指数	Extra-Vascular Lung Water Index, EVLWI
肺血管通透性指数	Pulmonary Vascular Permeability Index, PVPI

中文	英文
系统血管阻力指数	Systemic Vascular Resistance Index, SVRI
营养记录	Nutritional Record
使用药物	Usage of Medication
自主呼吸	Spontaneous Breathing
机械通气	Mechanical Ventilation
潮气量	Tidal Volume, TV
每分钟通气量	Minute Ventilation, MV
吸气流速	Inspiratory Flow Rate, IFR
吸氧浓度	Fraction of Inspiration O_2, FiO_2
呼气末正压	Positive End-Expiratory Pressure, PEEP
气道峰压	Peak Inspiratory Pressure, PIP
平台压	Plateau Pressure, P_{plat}
吸 / 呼比	Inspiratory ： Expiratory, I ： E
血液净化	Hemopurification
连续静脉 - 静脉血液滤过	Continuous Veno Venous Hemofilration, CVVH
连续静脉 - 静脉血液透析	Continuous Veno Venous Hemodialysis, CVVHD
连续静脉 - 静脉血液透析滤过	Continuous Veno Venous Hemodiafiltration, CVVHDF
血浆置换	Plasma Exchange, PE
双重血浆分子吸附系统	Double Plasma Molecular Adsorption System, DPMAS

续表

中文	英文
激活全血凝固时间	Activated Clotting Time of Whole Blood, ACT
活化部分凝血活酶时间	Activated Partial Thromboplastin Time, APTT
输血记录	Blood Transfusion
血常规	Blood Routine
白细胞计数	White Blood Cell Count, WBC
中性粒细胞	Absolute Neutrophil Count, ANC
淋巴细胞计数	Total Lymphocyte Count, TLC
单核细胞计数	Monocyte Count, MONO
红细胞计数	Red Blood Cell Count, RBC
血小板计数	Platelet Count, PC
红细胞分布宽度标准差	Red Cell Distribution Width, RDW
平均血小板体积	Mean Platelet Volume, MPV
血红蛋白	Hemoglobin, HB
红细胞沉降率	Erythrocyte (Blood) Sedimentation Rate, ESR
血生化	Blood Biochemical
丙氨酸氨基转移酶	Alanine Transaminase, ALT
总蛋白	Total Protein, TP
白蛋白	Albnmin, Alb
总胆红素	Total Bilirubin, TBIL

续表

中文	英文
直接胆红素	Direct Bilirubin, DBIL
间接胆红素	Indirect Bilirubin, IBIL
尿素氮	Blood Urea Nitrogen, BUN
肌酐	Creatinine, Cr
尿酸	Uric Acid, UA
葡萄糖	Glucose, Glu
甘油三酯	Triglyceride, TG
胆固醇	Cholesterol, CHOL
高密度脂蛋白胆固醇	High Density Lipoprotein-Cholesterol, HDL-C
钾	Kalium, K
钠	Natrium, Na
氯	Chlorine, Cl
天冬氨酸氨基转移酶	Aspartate Transaminase, AST
γ-谷氨酰基转移酶	Gamma Glutamyl Transferase, GGT
碱性磷酸酶	Alkaline Phosphatase, ALP
果糖胺	Fructosamine, FRA
钙	Calcium, Ca
载脂蛋白 A1	Apolipoprotein A1, Apo A1
载脂蛋白 B	Apolipoprotein B, Apo B

续表

中文	英文
脂蛋白	Lipoprotein
肌酸激酶	Creatine Kinase, CK
肌酸激酶同工酶	Creatine Kinase Isoenzymes, CK-MB
乳酸脱氢酶	Lactic Dehydrogenase, LDH
磷	Phosphorus, P
镁	Magnesium, Mg
甘氨酰脯氨酸二肽氨基肽酶	Glycylproline Dipeptidyl Aminopeptidase, GPDA
血淀粉酶	Serum Amylase, AMY
低密度脂蛋白胆固醇	Low Density Lipoprotein-Cholesterol, LDL-C
α-羟丁酸脱氢酶	α-Hydroxybutyrate Dehydrogenase, α-HBDH
C反应蛋白	C-Reactive Protein, CRP
类风湿因子	Rheumatoid Factor, RF
抗链球菌溶血素 "O"	Anti-Streptolysin O, ASO
载脂蛋白E	Apolipoprotein E, APOE
亮氨酸酰氨基肽酶	Leucine Aminopeptidase, LAP
视黄醇结合蛋白	Retinol-Binding Protein, RBP
游离脂肪酸	Nonestesterified Fatty Acid, NEFA
同型半胱氨酸	Homocysteic Acid, HCA
血清唾液酸	Sialic Acid, SA

中文	英文
补体控制 B 因子	Complement Factor B, CFB
凝血功能	Coagulation Function
D- 二聚体	D-dimer
凝血酶原国际标准化比值	International Normalized Ratio, INR
凝血酶原时间	Prothrombin Time, PT
凝血酶时间	Thrombin Time, TT
纤维蛋白原	Fibrinogen
纤维蛋白原降解产物	Fibrin-Fibrinogen Degradation Product
血小板聚集率	Platelet Aggregation Rate
鱼精蛋白副凝试验	Plasma Protamin Paracoaulation Test
血栓弹力图	Thromboela-Stogram, TEG
动脉血气分析	Arterial Blood Gas Analysis
酸碱度	Potential of Hydrogen
动脉血二氧化碳分压	Arterial Blood Carbon Dioxide Partial Pressure, $PaCO_2$
动脉血氧分压	Arterial Oxygen Partial Pressure, PaO_2
剩余碱	Base Excess, BE
实际碳酸氢根	Actual Bicarbonate Radical, AB
标准碳酸氢根	Standard Bicarbonate, SB
阴离子隙	Anion Gap, AG

续表

中文	英文
动脉血氧饱和度	Arterial Oxygen Saturation, SaO$_2$
乳酸	Lactic Acid
静脉血气分析	Venous Blood Gas Analysis
静脉血二氧化碳分压	Partial Pressure of Carbon Dioxide, PCO$_2$
静脉血氧饱和度	Venous Oxygen Saturation, SvO$_2$
炎症标记物	Inflammatory Biomarker
降钙素原	Procalcitonin, PCT
白介素 6	Interleukin 6, IL-6
肿瘤坏死因子 - α	Tumour Necrosis Factor- α
血清淀粉样蛋白 A	Serum Amyloid A，SAA
心肌损伤标记物	Myocardial Injury Markers
肌钙蛋白 I	Troponin I
肌钙蛋白 T	Troponin T
脑钠肽	Brain Natriuretic Peptide, BNP
神经损伤标记物	Neuronal Marker
神经元特异性烯醇化酶	Neuron Specific Enolase, NSE
中枢神经特异蛋白	S100 β
粪便检查	Stool Examination
寄生虫	Parasite

中文	英文
虫卵	Seed
蛔虫卵	Ascaris Egg
血吸虫卵	Schistosoma Egg
钩虫卵	Hookworm Egg
阿米巴	Amoeba
鞭虫卵	Whipworm Egg
脂肪球	Fat Globule
隐血试验	Occult Blood Test
尿液检查	Urine Examination
亚硝酸盐	Nitrite
比重	Proportion
尿糖	Urine Glucose
尿酮体	Urine Acetone Bodies
尿胆原	Urobilinogen
上皮细胞	Epithelial Cell
管型	Cast
结晶	Crystal
黏液	Phlegm
尿肌酐	Urine Creatinine

续表

中文	英文
尿钾	Urine Potassium
尿钠	Urine Sodium
尿氯	Urine Chlorine
尿钙	Urine Calcium
尿镁	Urine Magnesium
尿磷	Urine Phosphorus
维生素 C	Vitamin C
脑脊液检查	Cerebrospinal Fluid Examination
凝块	Coagula
压力	Pressure
黏蛋白试验	Rivalta Test
氯化物	Chloride
细菌	Bacteria
胸腔积液检查	Pleural Effusion Examination
凝固性	Coagulability
浆液黏蛋白定性实验	Qualitative Experiment of Serous Mucin
血清 - 胸腔积液白蛋白梯度	Serum-Pleural Effusion Albumin Gradient
溶菌酶	Lysozyme
肿瘤细胞	Tumor Cell

中文	英文
腹腔积液检查	Ascites Examination
清蛋白梯度	Albumin Gradient
心包积液检查	Hydropericardium Examination
多核细胞	Polykaryocyte
复苏期间药物医嘱	Medication Orders During Resuscitation
复苏后药物医嘱	Post-Resuscitation Medication Orders
目标体温管理	Target Temperature Management
冠脉介入	Percutaneous Coronary Intervention
连续性肾脏替代治疗	Continuous Renal Replacement Therapy
主动脉球囊反搏	Intra-Aortic Balloon Counterpulsation
机械通气	Mechanical Ventilation
体外膜肺氧合	Extracorporeal Membrane Oxygenation
疗效评价	Efficacy Evaluation